RECHERCHES

SUR LA PLEURÉSIE,

ET LA PÉRIPNEUMONIE

LATENTE, CHRONIQUE,

Par C. RACINE,

Médecin, de la Société Médicale d'instruction, etc.

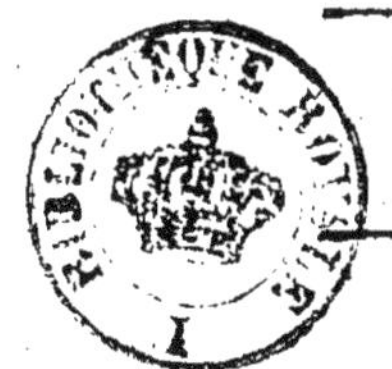

È subjecto vetustissimo , novissimam
Promovemus Scientiam. GALILÉE.

A PARIS,

Chez
{
L'AUTEUR , Rue Traînée , N°. 690.
GABON et Compagnie, Libraires, Place
de l'École de Médecine.

PLUVIOSE AN XI. (1803).

CE n'est plus dans les écrits des hommes, disait STOLL à ses disciples, c'est au sein même de la nature qu'il vous faut prendre des leçons. Approchez de ces lits de douleur où des malheureux gémissent , et interrogez-les. Ici, les symptômes ne se montrent pas comme dans les livres ; leur marche est souvent tumultueuse , rompue , cachée par mille accidens divers. O vous ! à l'instruction desquels je me dévoue tout entier , jugez par mon inquiétude, de celle que vous éprouverez un jour. Éloignez de votre âme le tourment du remord , et , je vous en conjure par ce qui vous touche et vous émeut davantage, ou livrez-vous sans réserve à une étude de laquelle dépend la vie de vos semblables , ou , s'il ne peut en être ainsi , fuyez , sortez de cet azile , et quittez un état où vous ne seriez jamais que le fléau de l'humanité. Éloge de Max. STOLL , par VICQ-DAZIR.

ERRATA.

La briéveté du tems n'a permis que de corriger les fautes essentielles.

Page 20, ligne 14, ouleur, *lisez* : douleur.

Page 53, ligne 3, degeneresce, *lisez* : dégénérescence.

Page 86, ligne 16, catactère, *lisez* : caractère.

Page 88, ligne 20, progrès, *lisez* : propre.

Page 163, ligne 24, Mix. *lisez* : Misc.

INTRODUCTION.

Dans le nombre des maux qui affligent l'espèce humaine, les uns s'annoncent d'une manière vive et brusque, leurs symptômes sont graves et marqués, et leur marche est presque toujours régulière; les autres ayant leurs principes et leurs causes, soit dans une disposition héréditaire, soit dans un vice organique ou humoral, produit par des altérations lentes, marchent sourdement, se développent avec des symptômes équivoques, et ne sont le plus souvent reconnus que lorsque l'art n'offre plus de ressources. La nature des premiers est facilement saisie, même par des observateurs vulgaires, les indications sont palpables, le traitement fixe et déterminé.

Il s'en faut bien que les seconds présentent la même facilité. Ils forment un problême très-difficile à résoudre, par la petite quantité de données et le grand nombre d'inconnues. Je ne crains pas de mettre au nombre de ces dernières, l'inflammation latente chronique du poumon. L'on se convaincra par ce qui va suivre, que je n'avance rien qui ne soit apuié sur des faits, confirmé par des observations exactes , et conforme aux dogmes reçus par les plus habiles praticiens. Et , soit dit en passant, cette affection du poumon ne se reconnait le plus souvent que lorsqu'il n'est plus tems ; c'est-à-dire par les effets qu'elle a produits, tels que des suppurations, des squirrhes. Aussi presque tous les praticiens la confondent-ils avec la phthisie pulmonaire.

Et pour se convaincre combien cette erreur est commune, je n'en desire d'autres preuves que le jugement impartial de ceux qui voudront s'occuper de la lecture des traités que de grands maîtres nous ont laissé sur la phthisie.

STAHL , cependant, et JUNKER , son disciple , dans une dissertation sur la phthisie pulmonaire , laissent soupçonner qu'ils n'ont pas méconnu la phlogose latente du poumon.

JAEGER , bon observateur , en a parlé , mais d'une manière si peu claire , que ce qu'il en a écrit, est comme perdu dans l'immense collection de BALDINGER.

BAILLOU , TISSOT , LIEUTAUD s'en sont tenus à nous laisser penser qu'ils avaient aussi reconnu cette maladie : et STOLL , guidé sans doute par les remarques qu'avait faites BAGLIVI sur cette importante matière , STOLL , dis-je , est le seul néanmoins qui nous ait transmis dans ses écrits une série de symptômes propre à bien saisir le caractère de cette affection.

C'est donc aussi d'après ces divers auteurs, que Beaumes distingue dans son traité de la phthisie pulmonaire, la phlegmasie lente du poumon, et qu'il laisse échapper une si belle occasion de traiter cette matière ; au lieu qu'il s'en tient à renvoyer ses lecteurs aux ouvrages qui, comme le sien, ne donnent que des apperçus sur ce genre d'affection.

Le Médecin de Vienne sera donc mon guide dans la recherche des caractères distinctifs de la Phlegmasie latente du poumon, d'après lesquels il restera prouvé combien cette affection, dont l'organe respirateur est susceptible, diffère de toute autre.

Et pour éviter toute équivoque, je vais commencer par entrer dans quelques détails, 1°. sur la Phlegmasie en général, 2°. sur celle latente chronique en particulier.

RECHERCHES
SUR LA PLEURÉSIE,
LA PÉRIPNEUMONIE
LATENTE ET CHRONIQUE.

CHAPITRE PREMIER.
DE L'INFLAMMATION,

ARTICLE PREMIER.

De l'Inflammation en général.

L'INFLAMMATION prise dans le sens le plus étendu, n'est autre chose qu'un agent irritant, un stimulus qui agit sur les nerfs des organes et détermine l'abord des humeurs, vers l'endroit irrité. Cette irritabilité, ou plutôt cette irritation, ne produirait pas seule la phlogose, si elle agissait uniquement en appelant, en attirant les humeurs vers l'endroit irrité ; car bientôt les vaisseaux engorgés et distendus par les humeurs, refuseraient le passage à celles qui voudraient y aborder encore ; de sorte que l'inflammation serait bornée à un endroit étroit : mais on voit le contraire avoir lieu. L'irritation non seulement attire les humeurs vers la partie irritée , mais encore y augmente l'action vitale des vaisseaux de cette partie qui en est le siège ; de sorte que sa sensibilité , son irritabilité sont exaltées : et cette partie devient un centre d'action.

L'inflammation dure tant que l'excès de la sensibilité subsiste ; peu à peu elle s'affaiblit et revient à son degré naturel. Alors , comme avant que l'inflammation eut lieu , la largeur des vaisseaux blancs serait doublé , triple de celle des vaisseaux rouges , que les globules de cette couleur n'y passeraient pas , s'il n'y a un rapport entre la somme de sensibilité de ces vaisseaux , et ces globules rouges : comme nous voyons le chime ne point passer dans le choledoque , quoique le diamètre de ce conduit surpasse celui des molécules atténuées des alimens. Or , dans l'état naturel , la sensibilité des vaisseaux blancs étant inférieure à celle des rouges , il est évident que le rapport nécessaire à l'admission de la partie colorée , ne peut exister. Mais qu'une cause quelconque exalte les forces des premiers vaisseaux , alors leur sensibilité se monte au même niveau que celle des seconds ; le rapport s'établit , et le passage des fluides , jusque-là repoussés , se fait avec facilité.

Voilà comment les surfaces les plus exposées aux agens qui exaltent la sensibilité , sont

aussi les plus sujetes aux inflammations locales.

L'inflammation , avons-nous dit , dure tant
que l'excès de sensibilité subsiste; peu à peu
elle s'affaiblit et revient à son degré naturel ;
alors aussi les globules rouges cessent de passer
dans les vaisseaux blancs , et la résolution s'opère.

On voit d'après cela que la théorie de l'inflammation n'est qu'une suite naturelle des lois
qui président au passage des fluides dans leurs
divers canaux ; on conçoit aussi combien sont
vides toutes les hypothèses empruntées de l'hy-
draulique , laquelle n'offre presque jamais d'application réelle à l'économie animale, parce
qu'il n'y a nulle analogie entre une suite de
tuyaux inertes , et une série des conduits vivans , dont chacun a une sensibilité propre ,
qui le met en rapport avec tel ou tel fluide , et
repousse les autres ; qui peut, en augmentant
ou diminuant par la moindre cause, changer de
rapport , admettre le fluide qu'ils rejetaient , et
rejeter celui qu'ils admettaient.

ARTICLE II.

De l'Inflammation latente chronique.

L'Inflammation latente chronique , est celle
qui resserrée dans un petit espace , et placée

dans des organes dont la sensibilité souvent est obtuse, n'est, pour ainsi dire, accompagnée d'aucuns des symptômes caractéristiques de la phlegmasie aiguë, soit interne, soit externe ; la douleur est à peine sensible, et la chaleur très-légère ; et quoi qu'il y ait presque toujours engorgement, ou intumescence, on ne peut s'en assurer ni par les yeux, ni le plus souvent par le tact, à cause de la situation profonde où les petites tumeurs se trouvent placées. Ces inflammations, je le répète, ne se reconnaissent avoir existé que lorsqu'il n'est plus absolument tems, n'ayant pu être découvertes avant qu'elles ayent produits leurs funestes effets qui sont ou le squirrhe ou la suppuration. Aussi, l'ultérieur résultat de semblables inflammations, est-il constament la perte de l'individu ; alors c'est ou la faute du médecin qui aura méconnu la maladie dans son principe, et lorsqu'il était encore assez tems, ou celle du malade qui aura invoqué trop tard, les secours de l'art.

L'orsqu'une glande placée près de l'organe cutané, s'enflamme, cette phlegmasie se reconnait facilement par la douleur, la tumeur ; par une chaleur plus ou moins vive, et par, au moins, un mouvement fébrile ; mais l'orsqu'une petite glande du poumon ou du mésentère, ou qu'une petite portion du foie ou de l'organe encéphalique , est pris de phlogose , rien de plus difficile que de la découvrir. Cependant il serait de la plus grande importance de reconnaître l'existence de ces petits foyers phlogosés, lorsqu'ils commencent , et avant qu'ils n'aient produit dans les organes , des lésions auxquelles l'art le mieux dirigé ne peut plus remédier.

ARTICLE III.

Diverses espèces de Phlegmasies occultes.

Nous en distinguerons de deux espèces.

Dans la première nous comprenons toutes celles qui arrivent à la suite d'engorgement lymphatique , résultat d'une disposition héréditaire. Cette disposition a-t-elle son siège dans les organes ou dans les humeurs ? C'est sur quoi nous nous abstiendrons de faire des recherches, parce qu'elles nous feraient sortir des bornes de notre sujet.

L'inflammation latente chronique de la seconde espèce , est celle qui a lieu en conséquence d'une cause stimulante quelconque , non innée , mais acquise. Ces causes stimulantes sont de trois sortes. Les premières sont morales , les secondes mécaniques , et les troisièmes sont humorales.

Les morales consistent dans les émotions vives

de l'âme , lesquelles en vertu des lois de la sympathie des différens organes , produisent un spasme plus ou moins violent , d'où résulte nécessairement , si le spasme est permanent , la phlogose , qui n'est que le premier degré de la phlegmasie.

Les mécaniques sont des pressions ou des percussions opérées par des causes externes.

Enfin les causes stimulantes humorales , sont les humeurs naturelles , qui sans être viciées , deviennent stimulantes , en s'accumulant et en augmentant l'action vitale des vaisseaux dans une partie et en y faisant changer leur rapport de sensibilité , de manière à en gêner les fonctions.

Les humeurs excrémentielles retenues dans un lieu déterminé , les miasmes aëriformes , et les virus contagieux. Quoique la plupart des causes humorales ou chimiques déposées sur quelque organe , y excitent une phlogose plus ou moins vive , il y en a cependant quelques-unes qui produisent un effet contraire : c'est-à-dire , qu'au lieu d'augmenter ou de concentrer l'action vitale dans une partie, elles la diminuent ou la détruisent. Tout le monde connait ces cas pathologiques ; aussi les passerons-nous sous silence.

Si les différentes causes dont nous venons de parler , agissent avec violence sur quelques parties du corps humain, elles y font naître une phlegmasie aiguë accompagnée de symptômes non équivoques. Si elles agissent faiblement et sur des organes peu sensibles, il en résulte une légère phlogose dans la partie irritée ; cette irritation légère, mais permanente, est ce qui constitue les phlegmasies latentes chroniques.

Quoique le diagnostic de cette affection soit difficile à établir, nous dirons en général, et par anticipation, qu'on peut cependant le plus souvent la déterminer d'après les considérations suivantes.

Lorsqu'à la suite des causes ci-dessus spécifiées, il y a dans quelques viscères ou autres parties internes, une douleur fixe quoiqu'obtuse ; si à cette douleur se joint une chaleur plus ou moins vive, mais qui n'est sentie que dans certains momens par le malade ; si à ces symptômes caractéristiques et aux causes qui ont précédé, on ajoute, dans plusieurs cas, un gonflement sensible au tact et une pression douloureuse sur la partie affectée, on aura les signes d'une phlegmasie lente.

Le détail dans lequel nous venons d'entrer sur l'affection inflammatoire occulte, est, ce me semble, d'une précision telle qu'il doit suffire pour en bien établir le diagnostic : cependant n'en soyons pas moins dans la défiance de nos propres lumières , et faisons-nous, pour cette affection , l'application du conseil que BAGLIVI adresse aux médecins sur le diagnostic des maladies en général. » *Quam fallacia* » *sunt morborum signa !* dit ce jeune Docteur, » *filii , seduli estote in assignandis morborum* » *caracteribus* ».

De même que l'inflammation aiguë peut affecter , et le système général de notre économie, et des parties seulement de ce système ; de même , aussi, la phlogose latente chronique , peut se fixer sur un seul organe comme sur plusieurs en même tems. Mais des recherches sur cette espèce d'affection , sur chacun des organes en particulier, nous éloigneraient de notre but ; aussi nous bornerons-nous , ici, à faire l'application des principes généraux que nous venons d'établir, au seul organe de la respiration , qui plus qu'aucun autre y est perpétuellement exposé.

CHAPITRE II.

De la Pleuro-Péripneumonie latente et chronique.

IL est bien rare que nous naissions avec tous nos organes également bien constitués , et qu'en vertu de cette disproportion , nous n'ayons tous une partie plus faible , plus irritable ou plus sensible.

HIPPOCRATE en avait déja fait l'observation , et les plus célèbres Praticiens l'ont vérifiée. Dans nos climats , un des vices originels le plus fréquent , est celui de la poitrine , et il est constaté que le dixième des enfans apportent en venant au monde , une poitrine faible , qui en fait périr un grand nombre quelquefois dans l'enfance ; mais le plus ordinairement dans l'âge de puberté, jusqu'à l'âge de trente-cinq ans.

Telle est sans doute une des causes qui fait que tant d'individus sont naturellement disposés aux affections , soit aiguës , soit chronique, de la poitrine.

C'est avec une aptitude de cette sorte , que des maladies qui paraissaient très-étrangères aux affections du poumon , finissent par se terminer en elles.

Et comme le plus grand danger dans les maladies du poumon, vient de ce que le vulgaire , rassuré par leur fréquence , se repose au sein d'une sécurité dangéreuse, et que ceux qui en sont atteints , perdent de vue leur véritable situation , masquée sous l'apparence d'un rhume ordinaire , qu'un petit nombre de moyens simples doit éloigner ; il importerait donc d'assigner un ensemble de symptômes, dont la présence ou l'absence pourraient éclairer les malades sur le danger, ou les tranquilliser sur l'objet de leur crainte.

Si cette sécurité de la part du peuple est, pour lui, une des grandes calamités qui puisse le frapper, quelle vigilance ne doit pas apporter le médecin à se retracer constamment cette maxime : » *Nil magis ad salutem aegrotantium* » *conducit, quam exacta, ac prorsus austera* » *symptomatum omnium ut ut minimorum, ut* » *ut vilium, ac penè inutilium in morbo me-* » *dici attentio* ».

Sans cette scrupuleuse attention, il fait preuve d'un audacieux génie, d'une ignorance qui, comme le dit Navier, » ne sont pas moins » dangéreux pour le malade confié aux soins » d'un tel médecin, qu'ils ne sont funestes à » celui qui parcourt témérairement, quoiqu'a- » vec sécurité, un sentier sur le bord d'un pré- » cipice ».

Si à tous ces motifs j'y ajoutais encore les choses dont l'abus ou les altérations concourent à produire les diverses affections du poumon, il n'est personne, de quelque état, de quelque condition qu'elle fut, qui ne craignit perpétuellement de l'abus ou de l'altération de la chose dont auparavant l'usage lui aurait paru le plus indifférent.

Avant d'aller plus loin , donnons une idée de l'organe qui est le siège de l'affection dont nous traitons.

La poitrine est située à la partie supérieure du tronc ; sa grandeur varie selon les individus. Elle est en général plus ample et plus évasée dans l'homme que dans la femme : sa figure est celle d'un cône applati d'avant en arrière, dont la base est en bas et le sommet en haut. La plupart des femmes ont la base de la poitrine très-étroite ; ce qui donne , à cette cavité, la forme d'un ovale dont la grosse extrémité est en bas. Cette déformation du thorax vient de l'usage où l'on est de renfermer les petites filles dans des corps de baleine , qui compriment la partie inférieure du thorax et empêchent les côtes de prendre leur direction naturelle.

Le thorax est formé , antérieurement par le sternum , postérieurement par les douze vertèbres dorsales , et latéralement par les six premières côtes vertèbro-sternales aux cartilages desquelles , vient , de chaque côté , s'attacher le diaphragme.

Les poumons sont des organes de nature identique. Ils sont situés dans la cavité thorachique , l'un à droite , l'autre avec le cœur, est contenu à gauche. Le premier plus volu-

mineux , se subdivise en trois lobes ; il des-
cend moins bas que le second qui est plus
mince , et qui ne se termine que par deux lobes. Tout l'intérieur de la poitrine est tapissé
d'une membrane simple , de nature séreuse ,
exhalant , sans cesse , des fluides albumineux ;
cette membrane est la plevre qui , en se réflé-
chissant de toute part sur l'un et l'autre poumon , forme deux sacs dont la face interne est
lisse ; tandis que du tissu cellulaire , des vaisseaux exhalans et absorbans font adhérer sa
surface externe aux parties ambiantes.

En coupant le thorax perpendiculairement
à l'axe du corps , l'on voit deux espaces trian-
gulaires formés par l'adossement des deux ple-
vres : l'un antérieur , est plus grand ; l'autre
postérieur , est plus petit ; l'antérieur loge les
nerfs diaphragmatiques , supérieument le thi-
mus , et inférieurement et à gauche le cœur ;
dans le postérieur on trouve les bronches ,
l'œsophage , la veine azigos , le conduit thorachique , les veines caves , l'artère et les veines
pulmonaires , et les nerfs pneumogastriques.

La trachée artère pénétre dans les poumons,
après s'être divisée en deux troncs et avoir pris
le nom de bronches , entre les divisions desquelles se trouvent des corps glanduleux dont
la grosseur varie , selon les âges , la couleur
aussi.

aussi. Les bronches qui se distribuent aux poumons , viennent de derrière en devant , sous les
veines pulmonaires , elles se divisent en raison
de la profondeur à laquelle elles s'enfoncent. Un
grouppe de cellules aériennes , de forme et de
grandeur différentes , se communiquent entre-
elles , termine leurs divisions.

Outre ces tubes aériens , des vaisseaux arté-
riels , partent du ventricule droit , se ramifient
dans toutes les parties du poumon. Leurs premières divisions en s'anastomosant , forment des
réseaux qui enveloppent chaque vésicule aérien-
ne. Ici , le sang est pris des derniers ramuscules
veineux , le conduisent dans le sinus gauche.
Ces artères ne sont pas les seuls que reçoive le
poumon ; l'aorte descendante en fournit trois ou
quatre sous le nom de bronchiques. Un plexus
formé par le pneumogastrique et le trisplancni-
que , et placé derrière chaque poumon , contribue à vivifier toutes leurs parties. Des vaisseaux lymphatiques superficiels et profonds ,
puisent dans cet organe une humeur qu'ils viennent verser dans la veine sous-clavière gauche ,
mais après avoir traversé les glandes thorachiques.

Les poumons pour exercer leurs fonctions ,
ont besoin que le diaphragme presse les viscères
abdominaux ; que les muscles qui sont attachés

aux parties solides qui contribuent à former le thorax, se contractent ; leur contraction augmente en tout sens la capacité de cette cavité, en portant les piéces osseuses mobiles, soit de bas en haut, soit de derrière en devant, soit de haut en bas, et en leur faisant décrire un mouvement de rotation qui se passe sur les extrémités des côtes ; mais la révolution des côtes moyennes, est plus grande que celle des extrémités. La dilatation des poumons n'est pas seulement le produit de ces divers mouvemens : le poids de l'air atmosphérique y concourt. Les vésicules pulmonaires et le sang, par une vie qui leur est propre, choisissent dans cette masse d'air, un principe nommé gaz oxigène. Alors le sang qui continuellement environne ces cellules, passe d'une couleur noire à un rouge vermeil. Dans le fluide expiré, l'acide carbonique, dû, peut-être, à la combustion du carbone par le gaz oxigène, remplace ce dernier ; l'on y trouve aussi une grande quantité de vapeurs animalisées, dont partie est formée, selon quelques phisiciens, par la combustion de l'hydrogène et de l'oxigène. Si, par une anomalie vitale des cellules pulmonaires, une partie du gaz oxigène qui concourt à composer l'air atmosphérique, ne devenait partie constituante du sang, la vie ne tarderait pas à s'éteindre. Quelques chimistes font terminer la digestion dans cette fonction.

L'appareil respiratoire suffisament connu, considérons maintenant quelles sont les parties, qui le composent, susceptibles d'être affectées de phlegmasie latente chronique.

Ce sont, ou la plevre seule, ou le parenchyme pulmonaire seul, ou l'un et l'autre simultanément.

Dans le premier cas, c'est une pleurésie : et je la définis

Une phlegmasie de la membrane séreuse qui revet immédiatement l'organe respirateur, laquelle phlegmasie parcourt lentement ses périodes, et se manifeste par un trouble léger des fonctions du poumon, qu'accompagne une petite fievre de tems en tems, ou même continuelle, très-légère, ou seulement une diathèse fébrile, que souvent le médecin, et très-souvent le malade n'apperçoit pas, attendu qu'il va et vient; il y a en même tems une douleur très-peu considérable dans un des points du thorax, fixe pourtant, excitée par une toux ou par une forte inspiration. La toux est, toujours dans ce cas, sans expectoration, et on la pourrait désigner, cette affection, sous le nom de pleurésie latente chronique sèche. La douleur est aussi et plus superficielle et plus aiguë, que lorsque le tissu du poumon lui-même est affecté.

Il n'y a aucune partie des tégumens internes du thorax qu'elle n'attaque. Ainsi toute la plevre , et tout le médiastin , et par conséquent la portion antérieure , la postérieure , la droite, la gauche , la supérieure , l'inférieure , l'extérieure , la profonde peuvent être également le siège du mal ; mais les côtés , surtout , le sont de cette pleurésie sèche. C'est là ce qu'on peut appeler une *pleurésie latente vraie*.

Comme dans cette espèce d'affection , la toux est rare en même tems qu'elle est sèche , il peut arriver que la phlegmasie qui occupe la plevre , s'empare en même tems des bronhces et de leurs ramifications ; alors la ouleur torachique est , tout-à-la-fois externe respectivement à une plus intérieure , qu'éprouve le malade ; alors le siège de cette dernière est dans les bronches, et ses ramifications ; elle augmente aussi, et par la toux et dans l'inspiration : il y expectoration de matières safranées , sanguinolentes. Cette affection est en même tems une phlegmasie lente de la plevre et des bronches. (1)

On peut ajouter : que si cette phlegmasie latente de la plevre est déja ancienne , le malade qui en est affecté , ne peut se coucher , sans

---

(1) Pleurésie humide ou angine bronchiale de STOLL,

souffrir, sur le côté opposé du siège de la douleur ; parce qu'alors si la phlegmasie s'est bornée à cette enveloppe séreuse, il s'est formé des pseudo-membranes qui, de la plevre pulmonaire, se sont dirigées à celle costale, et forment par ce moyen des espèces de brides qui, dans le *decubitus* du côté opposé, occasionnent des tiraillemens assez constament douloureux, mais qui, lorqu'ils existent, sont très-faciles à distinguer du sentiment pénible, et quelquefois douloureux, que fait éprouver au malade, semblable position, lorsque c'est le poumon lui-même qui est affecté ; parce que, dans ce dernier cas, si cet organe est tuméfié, ou s'il est squirrheux, ou s'il est tout autrement morbifiquement affecté, la douleur alors qu'éprouve le malade, en se couchant du côté opposé à l'affection, ce sentiment, dis-je, est celui d'une douleur gravative, profonde, et le plus souvent encore un sentiment de gêne, d'un poids, plutôt qu'une sensation douloureuse.

Mais si à tous les symptômes que nous venons de décrire, il s'y joint celui d'une oppression de poitrine continuelle ; et quelque faible qu'elle soit, il n'y a alors aucun lieu de douter que la phlegmasie occupe tout à la fois et la plevre et le parenchîme du poumon : alors c'est une *Pleuro-péripneumonie latente.*

Ainsi donc, nous pensons que lorsque la phleg-masie latente de la plevre a lieu , et en même tems celle des bronches et de ses ramifications , ces deux affections ne doivent point être distin-guées de la pleuro-péripneumonie latente , à moins que dans cette espèce *d'angine bronchiale latente* on ne veuille entendre la phlegmasie de la membrane musqueuse qui revet cet organe car-tilagino-membraneux. Alors ce serait une pleu-résie avec catarrhe ; et certes , ce ne serait point notre hypothèse , d'autant que l'affection catar-rhale est , suivant nous , la cause et non l'effet , ni la maladie dont nous nous occupons.

Si à la petite fièvre , ou à la diathèse fébrile , à la douleur de côté , fixe , profonde , à la toux durant laquelle la douleur s'exacerbe de même que pendant l'inspiration ; si à tous ces symptô-mes , il y a en même tems une oppression de poitrine continuelle , et quelque faible qu'elle soit , il est certain , alors , qu'il y a *péripneu-monie latente.*

Ces affections du poumon , sont si douces , en apparence, que le sujet qu'elles attaquent n'y fait aucune attention ; de sorte qu'il vaque à ses affaires comme s'il jouissait d'une bonne santé. Stoll en connaissait parfaitement bien le danger: aussi la sécurité et du malade et du médecin , était-elle , pour ce grand maître de l'art , l'objet

d'une grande sollicitude, tant il était certain que
cette maladie échappe aux recherches du médecin, et que constament il néglige de la traiter :
d'où résulte un danger imminent pour celui qui
en est atteint. *Hinc medelae neglectum, certum*
què indè discrimen.

CHAPITRE III.

Causes prédisposantes à la Phlegmasie latente de l'organe respirateur.

LES causes prédisposantes à cette maladie,
sont une disposition particulière, originaire ou
acquise, que décèle un corps grèle et éfilé, dont
la crûe a été trop grande, rapide et prématurée;
une mauvaise conformation du thorax, par une
cause du rachitisme ; la charpente osseuse
de cette cavité, trop délicate et trop étroite
par suite du même vice dès le bas-âge, compa-
rativement au reste du corps, et contenant un
poumon trop petit et trop affaibli ; des épaules
ailées ; un cou mince et alongé ; une figure aimable ; des joues constament colorées ; un esprit précoce, fin ; une fibre délicate, extrême-

ment irritable ; un sang inflammatoire, une acrimonie arthritique.

J'entends ici par prédisposition (*opportunitas*) *l'état le plus rapproché de celui de la maladie; mais qui présente encore les apparences trompeuses de la santé.*

Pour l'intelligence des articles suivans, nous pensons qu'il convient de faire connaître ce qu'on doit entendre par tempérament. Ainsi nous disons qu'il consiste

Dans les différences remarquables entre les hommes, résultantes de la variété des rapports et proportions entre les parties ou principes élémentaires qui constituent le corps humain, et compatibles avec la conservation de la vie et le maintien de la santé : ainsi donc la prédominence d'un des divers systêmes de l'économie sur les autres, est la donnée qui fait distinguer les divers tempéramens.

ARTICLE PREMIER.

Age.

L'enfance est peu sujete aux inflammations lentes ; ce sont plutôt les affections muqueuses et les engorgemens glanduleux lymphatiques qui se manifestent à cette époqne de la vie. Cependant il n'est pas sans exemple que des enfans aient été affectés de cette espèce d'inflammation; car au mois de thermidor de l'an 8 , un enfant de 16 mois , et en floréal an 10 , une demoiselle de 3 ans , l'un et l'autre après avoir eu des dartres d'une assez grande étendue , sur les bras , lesquelles disparurent assez promptement , et quoi que je fisse pour rappeler , au dehors, cette éruption , le premier fut pris d'une diarrhée qui ne put s'arrêter que lorque le poumon fut pris d'inflammation latente ; et la seconde eut cet organe affecté presque sur le champ. L'état de faiblesse du premier , ne me permit pas de rien tenter pour son salut ; et pour la seconde , je ne pus obtenir des parens d'administrer des secours dont le résultat eut eu le succès que j'en espérais. Celle-ci vécut souffrante près de cinq mois. Celui-là , déja épuisé par une fièvre meningo-gastrique , survécut peu de tems.

A l'enfance succède la coustitution sanguine de la jeunesse. La puberté qui commence ce second période de la vie , diminue par degré la molesse et la lascité des solides , et par conséquent ce que BAUMES appele la pituescence ; les forces s'exercent alors avec plus d'activité sur les systêmes artériel et pulmonaire,et la constitution devient sanguine. Ce changement est le produit d'un autre changement dans les organes sexuels;

dès qu'ils entrent en exercice , il s'y établit un
nouveau centre de sensibilité qui jette des
irradiations sur toutes les parties et qui détermine un nouvel état dans l'ordre physique et
moral. L'influence des testicules dans les mâles,
est si générale et si puissante , qu'outre le changement de la voix et les autres signes de la puberté , auxquels elle donne lieu , chaque partie
acquère de nouvelles forces ; les solides plus de
dureté , les fluides plus de densité ; enfin une
exubérance de vie , marquée par l'impatience
du plaisir , porte l'homme à se reproduire.

Mais c'est spécialement sur le systême artériel
que se porte l'influence des organes de la géné-
ration, à l'âge de puberté ; il acquere alors un
état de plethore , qu'il n'avait pas auparavant :
au lieu que dans l'âge plus avancé , cette plethore a lieu plus particulièrement dans le systême veineux. La constitution sanguine est donc
liée avec l'accroissement des forces qui s'exercent sur le systême artériel , et qui tend puissament à la développer ; c'est alors aussi que
le sang abonde en partie rouge et en gluten , et
l'on doit regarder les poumons non seulement
comme le centre du systême artériel , mais encore comme le principal atelier où la nature
travaille à la sanguification. C'est là que le sang
que charient les veines , se convertit en sang

artériel. Mais à l'époque de la puberté , l'organe pulmonaire se développe de jour en jour, et il augmente d'action ; il n'est donc pas étonnant que dès lors il se forme une plus grande quantité de sang qu'auparavant. Les actes de la respiration s'exercent alors d'une maniére bien plus étendue et plus énergique ; l'hydrogène et le carbone se dégagent du sang pulmonaire en plus grande quantité , font diminuer relativement l'azote, qui augmente en conséquence la portion du gluten , dont il est le principe essentiel ; l'oxigène atmosphérique, absorbé aussi en plus grande quantité par le sang , oxide davantage le fer qui y est contenu , et augmente ainsi la partie rouge. On conçoit aisément d'après cet apperçu , pourquoi les jeunes gens sont plus exposés aux phlegmasies en général, et à celles du poumon en particulier , que dans les autres âges.

ARTICLE II.

L'Irritabilité.

Les femmes par la faiblesse de leur organisation qui les rend très-irritables , et les hommes qui sous ce rapport sont doués du même tempérament qu'elles , sont aussi disposés à la

phlegmasie lente du poumon , que les individus chez qui prédomine le système artériel.

Car la sensibilité est une certitude présomptive
de la disposition à cette affection , et un des signes le plus ordinaire et le plus frappant ; c'est
une grande vivacité dépendante de cet excès de
sensibilité qui est de cette maladie , et le plus
souvent , l'inévitable précurseur. Quand la délicatesse du genre nerveux ne se rencontrerait
pas essentiellement dans l'aptitude à cette affection , l'élaboration imparfaite des fluides , inévitable suite des vices de la sanguification , fe-
rait bientôt naître une acrimonie , si propre à
tenir le genre nerveux dans un état d'irritation
permanente. Mais de ce désordre dans l'assimilation ou l'élaboration des fluides , lequel suppose une lésion d'action des puissances destinées à exécuter ces fonctions , proviennent des
anomalies ou d'autres vices de nutrition. Ces anomalies sont prouvées par la manière dont le systême s'organise. Les fibres charnues ne croissent
qu'en longueur , les liquides n'augmentent presque qu'en sérosités superflues , et les forces de
l'irritabilité du système , acquerent une plus
grande activité proportionnellement aux forces
motrices. De là vient cette crue rapide qu'on
observe chez les enfans disposés à cette maladie:
il en est de même pour certains sujets disposés

à la phthisie pulmonaire ; vice commun ; germinant deux maladies germaines quoique très-différentes l'une de l'autre. Mais ne serait-ce pas cette conformité de prédisposition qui les aurait fait confondre non seulement par le plus grand nombre de praticiens , mais encore par d'habiles écrivains qui n'auront commis , sans doute, cette erreur que parce qu'ils n'auront pas voulu s'exercer à l'observation. Mais cette force dans l'organisation n'étant qu'un effet morbifique , les fibres restent lâches et faibles ; les humeurs restent ténues ; le systême nerveux n'acquere ni le ton qu'il devrait avoir , ni une action régulière ; enfin les muscles conservent trop d'irritabililté et n'acquerent pas assez de densité : de là , la faiblesse, la mobilité de ces sujets et le développement rapide du corps , ne font que précéder une chute rapide. Le précis historique suivant , entre mille , donnera la preuve confirmative de ces principes.

Observation.

Le 15 pluviose de l'an 8 , je donnai , pour la première fois, des soins à une Demoiselle , rue Saint-Martin ; elle était Dessinateur , et âgée d'environ 13 ans ; ses parens vivans encore , jouissent et ont toujours joui d'une bonne santé.

Cette jeune Demoiselle n'était encore point ré-
glée , mais elle s'était toujours , jusqu'à cette
époque , parfaitement bien portée , quoiqu'elle
fut d'une complexion fort délicate. Ces membres
étaient bien faits , mais grèles ; elle avait la
phisionomie heureuse , le regard tendre , une
peau très-fine , blanche , la face généralement
pâle , et les joues cependant habituellement colorées d'une manière assez irrégulière ; le son
de sa voix , quoique doux et flexible , était celui de la haute-contre, et il semblait , en général
lorsqu'elle parlait ou qu'elle chantait , que ,
chez elle , le larinx avait moins de diamètre
qu'il a coutume de paraître en avoir chez tous
les individus lorsqu'on entend leur voix. Elle
avait la poitrine plate et étranglée par le haut.
Cette conformation qui devait laisser une capacité insufisante à l'action de l'organe qu'elle
contenait, qui par ses mouvemens alternatifs
d'inspiration et d'expiration, entretient cette
fonction précieuse à laquelle nous devons le
soutien de notre frèle existence : eh bien ! malgré cette mauvaise conformation du thorax ,
Mademoiselle MARECHALE n'avait jamais toussé,
ni eu la respiration gênée.

Dès que je vis l'état de maigreur, où si
peu de jours d'indisposition avaient réduit
la malade , joint aux signes qui caractérisaient

son affection , je jugeai cette affection être la fievre que BAGLIVI a décrite sous la dénomination de fievre mésentérique , STOLL , sous celle de pituiteuse , WAGLER et PINEL , sous le nom de fievre muqueuse. L'ensemble du sujet et son genre d'affection me firent porter un pronostic facheux de la maladie. Je ne le pouvais certainement motiver sur les épiphénomènes qui eurent lieu et que je n'avais pas prévus , qui cependant hâterent la perte de la malade. Le quarantième jour de l'invasion de la maladie , la peau avait constament été sèche et brûlante , et les urines toujours semblables à de l'eau distillée , et malgré tout ce que j'avais pu administrer qui aurait dû relâcher , détendre , rien ne s'était amélioré : ce jour là donc , survint une moiteur générale , mais légère ; la peau était en bon état , le poul bien moins concentré , moins petit , plus mol , les urines chariaient. Je me réjouissais donc dans l'espoir de rendre cette jeune fille à des parens qui la chérissaient. Mais , un zèle , sans doute indiscret , me fit commettre une faute grave. Tout le monde sait que dans cette fievre lente , très-longue et très-difficile à bien remplir les indications , la région hypogastrique fait constament éprouver à la main qui la touche , le sentiment d'une chaleur âcre,

mordicante ; je voulus donc toucher cette région , au moment même où s'opérait cette crise
salutaire ; le froid était cuisant depuis plus d'un
mois ; je découvris sans doute trop la malade,
pour explorer l'abdomen , et je m'en fis le re-
proche à l'instant même , quoique je me rappele très-bien ne l'avoir fait qu'avec grande précaution. Dès lors, la transpiration se supprima et
ne revint plus ; les urines furent aqueuses, la
peau sèche et brûlante ; en un mot , il ne fut
plus possible de rétablir l'ordre de fonctions de
ces organes respectifs.

Le lendemain , la respiration parut gênée ;
la malade éprouvait une légère oppression. La
nuit suivante survint une toux , d'un genre si
particulier, que les parens de l'enfant en étaient
étonnés. Elle ne toussait point durant le jour.
Elle ne se plaignait point de douleur à la gorge.
Bientôt se déclara un léger point douloureux ,
fixe, profond , dont le siége était au dessous du
sein droit. La langue qui , jusqu'à cette époque , avait toujours été très-sale , parut l'être
davantage encore. La toux se fit entendre alors,
le jour comme durant la nuit , et ressemblait
absolumeut à la voix d'un petit chien qui aboie,
ce qui certainement annonçait le *croup* (1).

____

(1) Angine polypeuse, muqueuse, membraneuse,

Pendant

Pendant que durait la toux , l'estomac se sou-
levait de manière que le vomissement semblait
avoir lieu et c'était alors que la malade disait
*que des peaux détachées qui voulaient sortir ,
allaient l'étrangler.*

Cette jeune malade , ai-je déja fait observer,
était à sa treizième année ; elle entrait donc dans
la puberté. Sa taille , lorsqu'elle tomba malade,
était moyenne , et bien celle convenable à cet
âge ; mais à mesure qu'on la voyait s'amaigrir,
durant sa maladie , on voyait aussi s'accroître
sa taille qui semblait être démésurée, lorsque
parurent les symptômes que nous venons de
décrire , et cet accroissement était devenu tel ,
qu'on fut obligé de la placer dans un grand lit ;
elle avait crûe d'au moins six pouces. Je ne
pensai pas qu'il fut prudent de recourir à la
saignée , tant la malade était épuisée. Le 8 germinal , à trois heures de l'après-midi , 15 ou
16e. jour de cette phlogose de la membrane
interne des bronches et de la substance du poumon , la malade périt dans un accès de toux.
Dès lors, sa face , de très-pâle qu'elle était ,
devint violete , et ne cessât de l'être, qu'après
une grande effusion de sang et par la bouche

---

phlegmasie de la membrane qui revet intérieurement le
larinx.

et par les narines. Elle fut en tout 57 jours malade.

Je ne pus faire l'ouverture de ce cadavre.

Article III.

La vie sédentaire.

Tout être animé ne subsiste que par le mouvement ; agir , manger et dormir , sont les trois fonctions les plus essentielles à la santé de l'animal. Celui qui ne prend du repos que dans le sommeil , et qui ne fait point d'exercice forcé , est assuré d'un tempérament robuste et d'une santé constante. Aussi voit-on rarement malades ceux qui se livrent à un travail, non pénible , qui exige un exercice continuel sans les fatiguer ; et leur santé n'est jamais troublée par cette foule d'infirmités qui tourmentent sans cesse les gens oisifs , et que l'habitude leur fait regarder , non comme de véritables maladies , mais comme l'effet de la délicatesse de leur tempérament , dont quelques-uns ont la sotise de se faire un mérite.

L'exercice redonne à la fibre le ton qu'elle a perdu , ranime la circulation du sang , facilite la nutrition, favorise les sécrétions et les excrétions , empêche la stagnation d'humeurs dans

les viscères, d'où toutes les obstructions pren-
nent leur origine.

Tous nos membres s'engourdissent dans l'inaction. Si un accident, sans maladie, nous re-
tient au lit pendant un mois, notre corps s'affaiblit au point de ne pouvoir plus se soutenir ;
et ce n'est que par des mouvemens réitérés que
nous parvenons peu à peu à reprendre les forces
que l'inaction nous a fait perdre. Le membre
qu'on exerce plus habituellement, acquert plus
de force et d'adresse que les autres ; c'est pourquoi la main droite est plus forte que la gauche, et que celle-ci, dans les gauchers, l'est
plus que la droite.

L'exercice rendra toujours robuste un sujet
né naturellement faible, comme l'oisiveté éner-
vera toujours l'homme naturellement robuste.
Que l'on compare l'agilité, la santé et la force
de l'animal sauvage, avec celles des animaux
domestiques choisis dans la même espèce,
on trouvera dans la différence de leur tempérament, le juste produit des avantages de l'exercice sur l'oisiveté.

Peu de personnes méconnaissent les effets sa-
lutaires de l'exercice sur la santé ; cependant
sans compter celles qui par état sont forcées à
une vie sédentaire, nous en voyons un grand
nombre se livrer volontairement à la molesse,

dans laquelle elles trouvent bientôt le principe d'une vie languissante qui les conduit insensiblement au tombeau.

C'est à cette vie sédentaire, surtout, qu'est dûe l'origine fréquente de la phlegmasie latente de l'organe pulmonaire.

» J'ai vu » dit STOLL » un très-grand nombre de tailleurs attaqués particulièrement de maladies des poumons ». En effet, comme ils sont presque toujours assis, le corps courbé et la tête penchée en avant, le sang se distribue inégalement ; et il s'en accumule en trop grande quantité dans le poumon, soit parce que les viscères abdominaux, comprimés par la situation du corps, en admettent moins et le font refouler vers les organes situés au dessus, soit parce qu'à raison des courtes inspirations que font ces hommes sédentaires, le fluide qui est entré dans le poumon, n'en sort pas aussi promptement qu'il le faudrait. Il en résulte une plethore *locale* des poumons, et un grand nombre d'autres incommodités qui naissent ordinairement de cette cause ».

» Outre cela, comme les tailleurs, non seulement, menent une vie sédentaire, mais ne font en travaillant aucun mouvement capable d'exercer les muscles et de fortifier le corps, ils sont nécessairement d'une complexion lâche, molle et sans consistance ».

» Or, un poumon faible, lâche et gorgé de beaucoup de sang, s'il se trouve exposé aux causes occasionelles de la phlegmasie, il en est bientôt attaqué. Mais ce qui arrive aux tailleurs, arrive aussi à ceux qui portent des vêtemens trop serrés sur le ventre, et qui ayant l'abdomen ainsi pressé, restent assis et s'occupent à écrire ».

Tous les arts en général qui exigent que ceux qui les exercent restent assis et courbés, il arrive que leurs poumons sont exposés à des dilatations variqueuses ; parce que les veines de ce viscère sont distendus par le sang qu'elles contiennent en trop grande quantité, et qu'il s'y forme des varices.

Pourrait-on révoquer en doute cette cause si fréquente du crachement d'un sang noir auquel sont sujets les passementiers, qui à la longue, occasione une phlegmasie latente du poumon, laquelle à son tour détermine le développement de la phthisie pulmonaire. Je pourrais citer plusieurs exemples de phthisiques, par cette cause, surtout parmi les jeunes filles qui exercent cette profession,

» Aussi », dit Hippocrate, » Si une veine ne se » romp pas entièrement, mais qu'elle se dis- » tende comme une varice absolument, elle » produit d'abord une légère douleur, et une

» toux sèche : mais si cet état dure plus long-
» tems, et qu'on le néglige, le malade rendra
» un peu de sang noirâtre ; ensuite le sang sera
» et plus abondant et d'une plus belle couleur;
» enfin il paraîtra du pus. Quand on traite ces
» malades dès le principe, il faut les saigner du
» bras, et leur prescrire un régime qui dimi-
» nue la quantité des humeurs, et surtout celle
» du sang ».

Les affections tristes de l'âme, les chagrins profonds, sont aussi de fréquentes causes pré-disposantes des phlegmasies lentes et occultes du poumon.

<hr>

CHAPITRE IV.

Des causes occasionelles.

LA plupart de ces causes agissent lentement et sans qu'on s'en apperçoive ; et quoique très-multipliées, on peut les réduire aux suivantes.

1°. Celles qui sont propres à produire la pleurésie ou la péripneumonie ; mais plus douces. 2°. D'autres particulières, et celles-ci sont plus fréquentes. Elle provient en effet d'une pleurésie qui a précédé, et dont la résolution n'a pas été complette : et même après une pleurésie vraie et essentielle, qui a été bien traitée et jugée, il reste cependant quelquefois dans la poitrine un certain mal-aise. Au reste, il n'y a point de fievre, et la santé parait être parfaite, si on en excepte cette légère sensation de gêne, qui est cause qu'après la convalescence, la première occasion peut facilement produire une rechute de pleurésie ou de péripneumonie : car cette légère sensation de gêne, à la suite d'une pleurésie, parait devoir être attribuée rarement à des adhérences récentes des poumons à la plevre, mais le plus souvent à un reste de phlogose qui occupe opiniâtrément une petite portion du poumon. C'est ce qui fait que ces sortes de malades, quoique rétablis de leur maladie, conservent dans le thorax un noyau toujours subsistant de nouvelles pleurésies. La même chose a lieu après des rhumatismes fébriles et inflammatoires, après des pleurésies et des péripneumonies rhumatismales. 3°. Il y en a qui à la suite d'un catarrhe devenu inflammatoire par le genre de vie, par les médicamens, par négligence, par la saison, éprouvent pendant plusieurs semaines, et même plusieurs mois, une légère douleur dans l'un ou dans l'autre côté ; de la chaleur, un certain sentiment d'oppression, qui à la vérité n'est pas fort ils crachent des matières qui ne sont pas purulentes, mais puriformes et cuites. 4º. Ceux qui ont des tubercules dans les poumons, s'ils viennent à s'échauffer, n'importe comment, par un excès de vin, par trop d'exercice, par l'action du soleil, et à rendre ainsi plus vive la circulation des humeurs, souvent alors un ou deux de ces tubercules, s'irritent, se phlogosent, sans que cependant il se manifeste une fievre générale de tout le corps. 5º. L'apparition de la puberté. 6º. *La rougeole.* 7º. La suppression d'évacuation naturelle, telle que celle des menstrues, du flux hémorrhoïdal; la suppression d'une transpiration habituelle, soit de toute l'habitude du corps, soit seulement des aisselles, des pieds ou des mains; la suppression d'écoulement de pus, soit d'un vieil ulcère, soit d'une fistule; enfin la répercussion d'une ancienne éruption cutanée.

On peut encore mettre au nombre de ces causes occasionelles, les professions dans lesquelles ceux qui les exercent sont entourés d'exhalaisons malfaisantes, ou qui les exposent à de fréquentes variations de température; ceux qui habitent des lieux froids, humides et insalubres. L'abus des alimens irritans et des liqueurs alcoholisées.

Mais pour que toutes ces causes agissent efficacement afin de produire l'affection dont nous parlons, il n'est pas nécessaire qu'elles agissent d'une manière très-active ; car alors elles occasioneraient une affection aiguë : mais il suffit que leur action soit douce, elle agit alors assez puissament pour occasioner, le plus souvent, un désordre d'autant plus irréparable qu'il se fait sourdement.

De toutes ces causes, une d'elles va spécialement nous occuper, et c'est *la rougeole*.

Par là même que *la rougeole* est de toutes les saisons, qu'elle ne respecte ni âge ni sexe ; par là même aussi le vulgaire fait-il peu de cas de ce qu'elle est en soi, et s'aveugle sur ses suites toutes funestes qu'elles sont ; aussi n'invoque-t-il presque jamais les secours de l'art : et lorsqu'il y a recours, combien n'arrive-t-il pas qu'il se refuse à suivre les conseils d'un médecin éclairé ?

Certes, oui il faut qu'il le soit bien éclairé, ce médecin ; car, en effet, quels résultats funestes n'ont pas les soins d'un médiscastre qui ne connait point les indications, à remplir, que présente cette maladie, surtout vers sa fin ? c'est à ce moment le plus souvent funeste pour le malade, que le vrai médecin redouble d'attention, parce qu'il sait que s'il meurt plus de monde dans la petite vérole que par ses suites, il en meurt davantage des suites de la rougeole que dans cette maladie elle-même, et peut-être autant daus celle-ci que dans l'autre. *Ut plura funera in variolis, quam post easdem ; ita plura quoque post morbillos, quam sub iisdem, et æque multa fortasse, ac in variolis* ».

Cette maladie est dangereuse pour ceux qui sont prédisposés à la péripneumonie, à la pleurésie, pour les hémoptiques, pour ceux qui sont sujets à la toux, pour les asthmatiques. » *Periculosus morbus, in peripneumoniam, pleuritidem pronis, hæmoptoïcis, tussiculosis, asthmaticis* ».

La fievre, le neuvième jour et plus tard, est mauvaise; car elle est péripneumonique. » *Mala febris die nono, et seriùs ; est enim peripneumonica* ».

Une petite toux après la maladie, longue, revenant le soir, la nuit, avec enrouement et une petite fievre, annoncent une peripneumonie latente, et la phthisie à la suite ; à moins que vous n'y apportiez un prompt et puissant secours, par les anti-phlogistiques. » *Tussicula post morbum, diuturna, vespertina, nocturna, cum raucedine et febricula, latentem peripneumoniam et phthisin superventuram docet, nisi cito et potenter juves antiphlogisticis* »

Une toux longue, emaciante, une petite fievre, après la rougeole, exigent la saignée. » *Tussis longa , emacians , febricula post morbillos , pe-tunt phlebotomiam* ».

Le traitement est à peu près le même que dans l'angine , la péripneumonie , la pleurésie ; savoir l'appareil antiphlogistique tout entier.... etc. etc. » *Curatio fit fere eadem quae in anginâ , peripneumoniâ , pleuritide : scilicet apparatu antiphlogistico toto..... etc. etc.* ».

Gardez-vous bien de prendre la disparition ordinaire de l'exanthême pour sa rétrocession morbifique. »*Cave ne consuetam exanthematis evanescentiam habeas pro ejusdem morbosâ retrocessione* ».

C'est ainsi que s'exprime STOLL dans ses aphorismes sur la rougeole :

» La *Rougeole,* dit l'Hippocrate Anglais , disparait ordinairement le huitième jour. Le vulgaire se laissant tromper par la durée ordinaire de la petite vérole , dit alors que la rougeole rentre , quoique réellement elle ait fini son tems; et il croit que les symptômes qui arrivent à la fin de cette maladie , viennent de ce qu'elle est rentrée. En effet la fievre et la difficulté de respirer , augmentent pour lors , et la toux devient plus fâcheuse...... Les enfans surtout à qui on fait user d'un régime chaud , ou de médicamens chauds , afin d'aider l'éruption de la rougeole , sont sujets à cet accident , qui arrive sur la fin

de la maladie , et qui leur cause une péripneumonie , dont il meurt un plus grand nombre
d'enfans que de la petite verole , ou d'aucun
symptôme de la maladie..... La saignée du bras
est alors nécessaire , même dans les plus petits
enfans ; je m'en suis toujours bien trouvé, en la
réitérant même , suivant leur âge et leurs forces..
Et je n'ai encore vu personne qui ait pu guérir
cette péripneumonie autrement que par la
saignée ». (1)

» Une partie des effets de la matière morbifique de la rougeole, dit BOSQUILLON , s'étend
sur tout le systême ; et son principal danger
est dû à ce que la diathèse inflammatoire est généralement répandue ; ce qui dispose singulière-
ment aux inflammations locales qui affectent les
poumons, et sont mortelles. Quand la maladie
a cessé , la diathèse inflammatoire peut encore
subsister et se jeter sur quelques parties »,

» Il succede souvent à la rougeole, dit CULLEN,
lors même qu'elle n'a pas été violente, une affection inflammatoire , particulièrement.............
la phthisie....... Il est aisé de voir d'après cette
observation, que les remédes les plus nécessaires
dans la rougeole, sont ceux qui peuvent préve-

____

(1) .Syden. art. Roug. p. 178.

nir et modérer la diathèse inflammatoire ; en conséquence, la saignée, surtout est convenable. On peut y recourir..... ou après qu'elle a parcouru ses périodes ordinaires. Il faut la réitérer plus ou moins suivant que les symptômes de la fievre, la toux ou la dispnée sont plus ou moins urgens : on peut en général saigner très-librement ». (1)

» Il semble quelquefois, dit BROWN, que la Rougeole disparait et se porte sur les parties internes. Il survient alors des inflammations aux poumons. Ce phénomène a lieu le plus communément vers la fin de la maladie : il a pour cause le stimulus produit par l'exanthême, dans le tems de la pyrexie. Ce stimulus élève la diathèse inflammatoire à un tel degré, que la transpiration est arrêtée, et que l'inflammation des parties externes, est, pour ainsi dire, *supprimée*. La matière plus ou moins âcre, plus ou moins irritante, détermine alors une nouvelle pyrexie symptomatique, qui ne dépend pas de la diathèse universelle, mais de ce nouveau stimulus. Un traitement convenable, employé dans la première pyrexie, aurait pu prévenir ces nouveaux symptômes ».

---

(1) Med. prat. de CUL. p. 397.

Confirmons la vérité de ces principes par des observations.

Première Observation.

La lettre suivante, en date du 26 fructidor de l'an 8, me fut adressée par M. le Médecin du.... pour me faire connaître la maladie qui avaitprécédé celle qui fait le sujet de cette observation.

» Je vous envoie, M., le précis historique que vous me demandez, de la maladie du jeune Costa. Pour y mettre plus de précision, je l'ai tiré du registre de l'infirmerie ».

» Le C. Costa est entré à l'infirmerie le 28 prairial an 8. Il avait un peu de fievre qui a continué jusqu'au 1er. messidor que la rougeole a paru. L'éruption s'est faite complettement. Il y a été traité suivant la méthode qui m'a toujours réussi depuis 40 ans. Il a été purgé plusieurs fois, et malgré cela, il lui est resté de la toux qui a exigé l'usage des tisannes bechiques. Enfin il est sorti de l'infirmerie le 25 du même mois, parfaitement guéri. J'observe que les autres enfans qui ont eu la rougeole dans le même tems, n'y ont pas séjourné la moitié du tems du C. Costa ».

» Le 14 thermidor le C. Costa a reparu à

l'infirmerie , avec un peu de fievre , de la toux et un petit crachement de sang. Le crachement de sang n'a pas résisté longtems à la tisanne de grande consoude , d'ortie grièche et de bourache , et aux sucs dépurés d'ortie grièche et de bourache ».

» Le jeune homme commençait à se rétablir sensiblement. La toux était moins fréquente , la fievre l'avait quitté , il se levait et reprenait des forces. Je l'ai vu le 20 du présent mois chez M. Charles, je l'ai trouvé beaucoup mieux : il a repris des forces et un peu d'embonpoint. Il a peu de toux , et seulement de l'oppression lorsqu'il monte ».

» Je suis etc. ».

Le 30 thermidor , soixante et troisième jour de l'invasion de la rougeole , le jeune *Costa* fut confié à mes soins. Il était alors âgé de 14 ans , né en Corse ; il n'y avait guère que dix mois qu'il avait quitté cette Isle , et depuis huit seulement il habitait Paris , où en perfectionnant son éducation , il se destinait à la profession des armes. Il me fut impossible de connaître la constitution de ses auteurs , ni les maladies qui les affectaient le plus ordinairement , quelques pressantes que fussent mes sollicitations, soit auprès de M. Louis Bonaparte , son proche parent et son

protecteur , soit auprès de M. son oncle pater-
nel ; tout ce que je pus savoir , c'est que le jeune
Costa était fils unique.

Voici ce que me présenta l'observation de ce
malade.

Sa taille annonçait qu'il aurait celle au dessus
de la moyenne. Il paraissait avoir toujours eu
un tempérament lymphatique. Son corps était
grêle et éfilé , ses épaules étaient ailées , il avait
le cou mince et alongé ; sa figure était aimable,
il avait beaucoup d'esprit , et était irritable à
l'excès. Il n'avait jamais eu d'hémorragies nazales , ni d'hémoptisies ; il n'avait point non plus
été sujet à la toux avant qu'il eut la rougeole.

Sa face était d'un jaune pâle , et fort maigre,
la pomette gauche un peu colorée. Il avait la
bouche pâteuse , la langue était couverte , sur-
tout à sa base , d'un enduit jaunâtre : il était
très-altéré. La toux était fréquente , sèche et
parfois cependant avec expectoration muqueuse,
striée de sang. Très-souvent et surtout après le
repas , la toux était quinteuse , stomacale , et se
prolongeait jusqu'à ce que , par le vomissement,
tous les alimens qu'il avait pris fussent rejetés;
il éprouvait une douleur profonde et fixe à la
partie antérieure et supérieure du côté gauche
du thorax. Huit jours auparavant il en avait
ressenti une très-vive , dans le côté droit , mais

elle

elle avait été erratique et s'était portée dans tout le bras droit et en avait même , pendant quelques heures , gêné les mouvemens. Le malade avait la respiration constament gênée , l'oppression de poitrine était presque continuelle et augmentait au moindre mouvement. Toutes les positions étaient indifférentes pour le coucher. Toute la partie gauche du thorax , explorée par la percussion , ne rendait qu'un son mat. La partie droite,au contraire,résonait bien dans tous ses points , et la vue indiquait fort bien que le poumon droit était le seul qui exerçait ses fonctions.

Quoique le malade se plaignit de fréquentes coliques , tout l'abdomen , néanmoins , supporta la pression que j'y exerçai , sans faire éprouver aucune sensation douloureuse , et tous les organes abdominaux me parurent être dans leur état naturel. La constipation était des plus opiniâtre. La nuit il ne goûtait point les douceurs du someil. La peau était habituellement sèche et rude au toucher , si on en excepte les nuits durant lesquelles , par fois , la tête , le cou seulement , étaient couverts d'une sueur grasse assez fétide. Les urines étaient abondantes et de couleur citrine. La maigreur était générale , mais sans œdême.

Le plus souvent , il y avait anorexie et même

dégout des alimens. Mais une chose assez remarquable, c'était un ennui qui, tout à coup, le portait à des mouvemens d'impatience sans bornes, et il s'allumait alors, en lui, un desir comme brûlant, une espèce *d'impetum faciens,* qu'occasionait une appétence, en quelque sorte irrésistible, pour un aliment, que souvent il était impossible qu'on lui donnât, tant son goût était et bizâre et recherché ; aliment qu'il savourait d'avance, tandis qu'un *instant de raison* auparavant, il sentait, au moins, du dégoût pour tout. Comme ces actes, non libres, se répétaient fréquemment chaque jour, son desir ne pouvait être aussitôt satisfait que senti ; alors, et sans qu'il eût eu le tems de réflechir, il devenait si furieux, que tous les traits de sa face se déformaient ; et du moment où cette espèce d'accès de fureur se manifestait, il semblait impossible de mesurer le tems, de son passage à une morosité la plus noire : de sorte que cet ensemble de passions, paraissait n'être qu'un seul acte. Mais si le hazard voulait, qu'au même instant qu'il manifestait son vœu pour un objet, on le lui put aussitôt présenter, il le refusait, assurant qu'il n'en avait plus le desir.

D'après la considération de cet ensemble de symptômes, je sentis tout le poids de l'entreprise du traitement d'un malade si gravement affecté. Je fis part à M. Louis , de mes craintes trop bien fondées , et le sollicitai à me donner un conseil ; il me le promit et ne tint pas sa parole.

Il fallait cependant agir , et je conseillai les antiphlogistiques , au nombre desquels je mis l'application des sang-sues sur le côté douloureux ; on se refusa à l'emploi de ce moyen : certes , je pensai bien que l'on n'avait pas tort ; car le mal avait jeté de trop profondes racines. 15 jours s'étaient à peine écoulés , le malade restait dans le même état , et dit qu'il s'ennuyait à Paris : on le mit dans un des fauxbourgs , (à Belle-Ville). Le site de cette espèce de campagne , domine beaucoup la Ville.

Depuis plus de 3 mois , le soleil paraissait à peine une fois par semaine ; les pluies , les orages , le froid même piquant , étaient les agrémens qu'offrait la saison de cet été. Le jeune malade que je n'allais visiter que tous les deux jours , en avait à peine passé 12 dans cette nouvelle demeure , que la toux , de sèche qu'elle etait auparavant , devint humide ; l'expectoration fut purulente et striée de sang ; la fievre , qui jusque-là avait à peine été sensible , prit le type d'intermitente tierce : le stade du froid était des plus menaçans. L'amaigrissement devenait plus sensible , le ventre restait toujours resserré,

D 2

la peau constamment sèche. Le malade devenait inabordable, même à ses meilleurs amis, tant il était d'humeur fâcheuse. Le voyant dans cet état, je conseillai son retour à la ville : on l'y ramena. Dès lors, je sollicitai de nouveau un conseil, et le 28 fructidor, je l'obtins.

Il se composait de MM. CORVISART, DUBOIS, tous deux Professeurs à l'Ecole de Médecine, et enfin de M......, Médecin, auteur de la lettre rapportée ci-dessus. Ce fut chez M. Louis BONAPARTE, et en sa présence, que nous nous réunîmes pour conférer. Là, le malade y fut examiné avec la plus srcupuleuse attention; l'on vit que toute la partie latérale gauche du thorax, faisait une saillie remarquable, et la percussion exercée sur tout le thorax, là partie gauche, dans son entier, ne résonait absolument point. Et de ces recherches, M. CORVISART en conclut que le poumon gauche en entier n'exerçait plus, depuis longtems, ses fonctions, et qu'il le croyait tout-à-fait désorganisé ; son diagnostic fut, que l'affection était une phthisie pulmonaire résultante d'une pleuro-péripneumonie latente chronique, suite de la rougeole. Il pronostiqua l'incurabilité de l'affection et la mort prochaine du malade. M. DUBOIS fut du même avis. Mais M. le D. D..... fut d'un avis opposé. Il prétendit qu'il pouvait fort-bien se faire que le poumon fût un peu affecté ; mais que ce n'avait été que consécutivement , et que ce n'était point une degeneresce de la rougeole , ni d'une inflammation lente du poumon ; mais que la maladie primitive et principale , existante encore , était un engorgement de l'organe hépatique , et qu'en conséquence il était instant , pour le salut du malade , qu'on dirigeât le traitement vers l'affection du foie ; qu'il serait bon cependant de le compliquer de manière à adoucir les symptômes qu'on croyait n'appartenir qu'à l'organe de la respiration : et que l'emploi de pareils moyens , serait probablement couroné du succès.

Ces opinions étaient , comme l'on voit , bien disparates , et sans égard pour les talens du célèbre CORVISART , le malade fut confié aux soins du troisième opinant ; mais ils n'eurent pas le succès qu'il avait promis , car huit jours s'étaient à peine écoulés , le mal avait fait de si rapides progrès que le Docteur D...... en fut alarmé. Ce fut alors qu'on lui associa le Docteur CABANIS (1) qui vit sur le champ les indications à remplir,et conseilla de diriger les moyens palliatifs du côté de la poitrine seulement.

____

(1) Alors Membre du Conseil des Anciens.

Le malade, à cette époque, était toujours menacé de suffocations ; la fréquence de la toux lui laissait à peine quelques minutes de repos. L'expectoration n'était que du pus. Les douleurs de la poitrine étaient si vives et si déchirantes, qu'elles faisaient pousser, au malade, les cris les plus perçans. La sueur et la diarrhée coliquatives, alternaient et épuisaient de plus en plus le malade, et quelques jours après les premières visites du Docteur CABANIS, il survint une toux quinteuse des plus violentes, qui fit expectorer, au malade, plus de deux livres d'un pus très-épais, mêlé de sang. Le malade se sentit soulagé, mais ses forces étaient si prostrées, il était si épuisé qu'il ne pouvait plus laisser espérer de ressources de salut.

Dans cet état de l'extrême misère humaine, l'esprit du jeune *Costa* semblait redoubler d'activité. Il ne s'entretenait plus que de la fortune et du bonheur prochains dont allait le faire jouir le Premier Consul, son parent, qui effectivement l'affectionait beaucoup. Il promettait donc d'être le protecteur, le soutien de tous ceux qui lui prodiguaient alors des soins. Mais comme tout n'est que vanité dans ce monde, il faut le quitter: aussi l'infortuné COSTA, pour qui s'était ouverte une si brillante carrière, était-il très-proche de sa dernière heure !

Quelle est la Divinité consolante, qui, dans ces affreux momens, où la destruction de l'individu, est si prochaine, souffle encore dans son cœur, l'espoir, soutien des malheureux ! Assis au bord de la tombe, les pulmoniques regardent encore le tumulte du monde, et songent à ses vains plaisirs ; l'esprit abattu et s'exerçant dans un corps presque désorganisé, s'occupe néanmoins encore de douces illusions.

Le 5 brumaire de l'an 9, le jeune *Costa*, assis sur son lit fort tranquillement, (à 8 heures du soir), s'écria : » *je ne vois plus clair, cependant j'entends bien tout ce que l'on dit* ». Quelques minutes se passèrent dans le silence : puis il demanda qu'on l'étendit dans son lit, ce que l'on fit sur le champ ; et à peine placé dans la position horizontale, il expira, sans phénomènes particuliers : et ce jour était le 132e. de l'invasion de la rougeole.

M. Louis Bonaparte, qui venait de quitter depuis peu de jours, la Capitale, pour une Ambassade dans une des Cours de l'Europe, fit que son Intendant prit le prétexte de son absence pour refuser que l'ouverture du cadavre fut faite.

2eme. OBSERVATION.

Le 14 pluviose de l'an 9, on me confia le soin de Mlle. Victoire *Amyot*, rue de Seine, près le Jardin des Plantes. La malade n'était âgée que de 9 ans. Née à Paris, d'un père tussiculeux, et d'une mère très-irritable et prédisposée à l'apoplexie, mais jouissant, d'aileurs, d'une assez bonne santé. La jeune *Amyot* a deux sœurs d'une complexion fort délicate et un frère actuellement âgé de 13 ans., mais tussiculeux dès son enfance, et ayant toujours les glandes lymphatiques du cou très-engorgées.

Voici donc ce que me présenta à l'observation la jeune malade.

Elle avait les cheveux châtains, le corps grêle, la figure aimable, l'esprit très-vif ; elle avait une grande aptitude pour les ouvrages où le bon goût et l'adresse sont nécessaires. Elle avait toujours fui les jeux enfantins, et lorsqu'elle ne trouvait pas à satisfaire son goût décidé pour l'entretien de choses sérieuses, elle devenait morose, cherchait la solitude et paraissait livrée à des réflexions si tristes, que ses parens en prenaient de l'alarme. Elle était aussi d'une extrême irritabilité.

Vers le milieu du mois de brumaire, Victoire, qui n'avait jamais été malade, eut la fievre scarlatine : et dès les premiers jours du mois nivose suivant , elle eut la rougeole. Ces deux maladies furent abandonnées à la nature. La première fut bien jugée , mais pour la dernière, le résultat n'en fut pas aussi heureux; car la desquamation faite, la toux et la fievre continuèrent d'avoir lieu : cependant l'enfant ne s'alitait point et n'avait point non plus gardé le lit durant le cours de la maladie.

Ce fut donc le 14 pluviose , 45e. jour après l'invasion de la rougeole , que je vis pour la première fois , la malade. Je lui trouvai la face très-pâle , mais ayant néanmoins les pommettes un peu vergetées, Elle ne se plaignait point de douleur de tête. Elle avait une soif ardente , une grande répugnance pour toute espèce d'aliment; sa langue était d'un rouge intense , mais sans être aucunement sale ; elle était et très-sèche et très-rude au toucher. Elle se plaignait d'avoir toujours la bouche aride, mais sans mauvais goût. Elle avait une petite toux, sèche et fréquente ; elle n'avait ni vomissement , ni nausées ; sa respiration était très-gênée par l'oppression continuelle de la poitrine. Une douleur profonde , aiguë et fixe, se faisait sentir sous la 5e. côte vertebro-sternale, du côté droit. J'engageai la jeune malade à aspirer fortement, elle ne le put sans le sentiment d'une assez vive douleur qu'elle rapporta à l'endroit déja indiqué. Cette côte proéminait beaucoup au dessus des autres ; mais un examen sévère m'apprit que c'était un vice de conformation , et des recherches ultérieures et toutes récentes , m'ont confirmé dans cette persuasion. La percussion exercée sur le thorax , indiquait assez que les deux poumons exerçaient très-librement leurs fonctions , si ce n'était sur le siège de la douleur où le son était mat.

La pression exercée sur l'épigastre et tout l'abdomen, ne fit éprouver aucun sentiment douloureux à la malade ; mais, dans toute son étendue, l'abdomen était dur , renitent et laissait soupçoner l'engorgement des glandes du mésentère , quoique celles du cou , ni les axiliaires ne le fussent point. La constipation était opiniâtre, les urines étaient rares et couleur de feu , et sans sédiment. La peau était par-tout sèche , aride et brûlante ; l'hypogastre sur-tout présentait ce phénomène remarquable , que le sentiment de chaleur éprouvé par la main appliquée dessus , était âpre et mordicant. Le pouls était petit , serrée , non irrégulier , quoique les contractions du cœur fussent et très-irrégulières et très-fréquentes. La chaleur interne et les agitations pérpétuelles de la nuit , empêchaient absolument le sommeil. Tous les matins , vers l'aurore , la tête et le cou se couvraient d'une sueur légère. Le coucher était facile en tous sens.

D'après ces recherches , je n'hésitai point à prononcer que c'était une pleuro-péripneumonie latente chronique dont la résolution pourrait facilement s'obtenir.

Je conseillai l'usage du *serum lactis* édulcoré avec le syrop de violettes, et en même tems une décoction d'oseille dans l'eau de veau. Les demi-lavemens à l'infusion de lin , pour chaque matin et soir.

Je crus l'emploi de la saignée indispensable , et pour ne point éfrayer les parens , je préférai, à la lancette , l'application de huit sang-sues sur le point douloureux du thorax.

Lorsque le lendemain je visitai la malade , je la trouvai au lit, délivrée et de la douleur de poitrine et de la gêne de la respiration. La détente était générale ; elle avait bien reposé la nuit : en un mot , les symptômes de la veille avaient presque tous disparus , et j''appris que le sang avait, doucement, coulé tout le jour , et que la malade, quoiqu'enfant, avait fait remarquer à sa mère , qu'à mesure que le sang s'écoulait , elle sentait la douleur et l'oppression sensiblement diminuer.

Je fis continuer les boissons de la veille , et n'en fis cesser l'usage que le 12e. jour , époque où Victoire se trouva parfaitement rétablie. Alors j'engageai les parens à mettre cet enfant dans une maison où elle trouverait à se distraire davantage ; on le fit. Et de ce tems, au mercredi 15 brumaire an onze, jour où je rédige cette observation, la jeune *Amyot* a constament joui d'une parfaite santé.

3e. Observation.

Jean-François-Dominique *Delacour*, Fauxbourg St.-Denis, né à Paris, d'un père actuellement âgé de 42 ans, ayant toujours joui d'une assez bonne santé jusqu'en l'an dix, époque à laquelle il devint hémorroïdaire ; et d'une mère morte phthisique pulmonaire, à l'âge de 37 ans.

De cette union conjugale sont issus 5 enfans. L'aîné, vivant encore, âgé de 12 ans, est rachitique et scrophuleux depuis l'âge de 18 mois. Trois de ces enfans sont morts, l'un en nourrice, sans qu'on ait pu en reconnaître la cause ; les deux autres de pulmonie à la suite de la rougeole, l'un agé d'environ 5 ans, et l'autre de 6. Restait donc avec son aîné, le jeune Dominique de la maladie duquel je donne le précis historique, que je commencerai par la lettre suivante, datée du 27 brumaire an onze.

Je vous fais passer, M., la note que vous desirez sur l'existence physique de mon fils.

» Il était né le 25 nivose de l'an 3. La mère, pendant sa grossesse, avait éprouvé beaucoup de mal-aise et d'incommodités. Elle était devenue, à la fin de son terme, excessivemeut grosse : grosseur occasionée par une énorme quantité d'eau. Le travail de l'enfantement, ne présenta rien d'extraordinaire, sinon qu'il sortit de son sein, en même tems que l'enfant, une quantité d'eau si grande que tout l'appartement en fut inondé. L'enfant était si petit, si maigre, enfin si décharné, et il avait la voix si faible, qu'à chaque instant on le regardait comme devant très-prochainement cesser de vivre. Il ne dut son salut qu'aux soins de sa mère qui voulut elle-même l'alaiter.

A environ 20 mois, il eut la petite verole, et se porta bien ensuite jusqu'à l'âge de 3 ans et demi. Alors il lui survint, au sommet de la tête, un peu du côté droit, un dépôt, qui se manifesta par une grosse fievre, qu'accompagna un grand délire dont la durée fut de 24 heures, durant lesquelles l'enfant ne pouvait articuler aucun mot ; ses membres étaient dans un état convulsif ; les yeux lui sortaient de la tête ; il avait la figure très-animée. Un Chirurgien lui fit prendre des calmans, et ces accidens cesserent.

Mais le dépôt devint gros comme un œuf de

poulette ; il y fit mettre un onguent résolutif, et quelques jours après, voyant que ce moyen était inutile, il donna un coup de lancette à la tumeur, et il en sortit beaucoup de pus. Dans la nuit qui suivit, la plaie se ferma : le lendemain, le chirurgien fit de nouveau l'ouverture de ce dépôt. Dès lors, l'écoulement du pus eut lieu, et dura plus d'un mois. Durant ce tems, l'enfant prit une décoction de bardane ; il fut purgé plus de dix fois : enfin quand la tumeur fut guérie, on mit un vésicatoire au bras droit, et avec des purgations fréquentes, l'enfant s'est beaucoup mieux porté. Au bout de 18 mois, le vésicatoire ne rendit plus d'humeurs, ce n'était alors que du sang, et on voyait l'enfant dépérir : on purgea encore et on supprima cet exutoire.

Depuis, il s'est toujours bien porté ; il était gai, allerte, de bon appétit.

L'été dernier, il fit, avec nous, diverses parties de campagne dont il s'est bien trouvé : cependant, à l'entrée de cet automne, on s'apperçut qu'il avait de tems en tems une petite toux sèche ; tantôt il était pâle, puis il devenait assez rouge ; les deux joues se peignaient de rouge ; mais comme il jouait bien, qu'il avait l'appétit bon, nous n'en fûmes pas très-inquiets.

Enfin au commencement de vendémiaire der-

nier, il eut une forte fievre, son corps devint rouge de la tête aux pieds ; un de nos parens qui vit l'enfant, nous rassura ; parce que, selon lui, ce n'était qu'une fievre scarlatine. Il lui fit prendre une tisanne de bourache. L'enfant toussait toujours quoique la fievre et le rouge fussent éteints. Il lui fit prendre trois médecines. L'enfant se porta mieux ; il allait et venait, et avait assez bon appétit. Cependant de tems en tems, dans la journée, il s'assoupissait, il toussait beaucoup la nuit, son someil était agité ; sa respiration paraissait être gênée ; il ronflait de la gorge, si on peut s'exprimer ainsi. Le 13 brumaire l'enfant avait empiré, sa gorge sa poitrine, et sa tête étaient gonflées. Ce fut alors que je vous priai de le voir.

Ce fut en effet le vendredi matin 14 brumaire, que je vis, pour la première fois, ce malade. et voici ce qu'il me présenta en l'observant.

Toute la partie latérale droite de la tête, était couverte de gales sèches, mais pas assez pour que je ne visse bien qu'il y avait peu de tems qu'elles avaient cessé de suinter. Les glandes lymphatiques du cou étaient très-engorgées. Il était sourd depuis peu de jours. La face était pâle, gonflée, ainsi que la main droite. Les lèvres étaient assez vermeilles. La langue était un peu sale, mais humide. Il avait une toux fréquente, mais sèche, et n'expectorait jamais. Je ne pus être certain s'il souffrait ou non du mal de tête ; car quoique jouissant pleinement de sa raison, il répondait fort mal à mes questions. La respiration était très-courte, extrêmement gênée, et paraissait ne s'exercer que du poumon gauche. Le thorax percuté, résonait bien par tout ce côté ; mais à droite, il ne rendait aucun son. Le coucher me parut facile dans tous les sens. Les contractions du cœur étaient régulières. L'abdomen me parut aussi être dans l'état naturel quoi que je ne pus l'explorer qu'avec peine, l'enfant riant avec éclat, *parce que*, disait-il, *je le chatouillais*. La peau, n'était ni sèche ni brûlante ; le pouls était petit, serré, mais assez régulier. Le ventre faisait bien ses fonctions ; les urines étaient naturelles. Quoiqu'il fut encore très-matin lorsque j'examinai cet enfant, je ne le trouvai couvert de sueur ni à la tête, ni au cou, ni sur la poitrine. Il n'avait point non plus la diarrhée. Son someil avait été interrompu toute la nuit. Il assurait ne point souffrir du tout. Cet enfant n'était point amaigri comme ont coutume de l'être ces sortes de malades. Il n'était, non plus, infiltré que des parties dont j'ai déja parlé.

Tandis que je réfléchissais sur la conduite que

j'avais

j'avais à tenir dans un cas si difficile , et la circonstance fâcheuse où je trouvais cet enfant. Il
quitta le lit , s'habilla. Et quoique respirant
avec une peine extrême , il parut presqu'aussi
gai que s'il n'eut point été incommodé.

Ayant prévenu les parens du danger où se
trouvait l'enfant , et l'incertitude du succès des
moyens à employer quels qu'ils fussent , je
me déterminai à faire appliquer des sang-sues
sur le côté droit du thorax et conseillai l'usage
d'une boisson apéritive. La saignée qui fut faite
sur le champ , sembla avoir bien soulagé ; car
la respiration fut bien plus facile dès le soir , et
la bouffissure de la main et de la face, très-dimi-
nuée. La nuit suivante parut un peu meilleure
que la précédente.

Le lendemain matin , je trouvai l'enfant hors
du lit , comme à son ordinaire ; car il n'avait
jamais plus alité que cela dans toute sa maladie. Il avait l'air encore gai , mais il avait une
soif ardente , la langue très-sale , ne respirant qu'en élevant fortement les épaules : enfin
je le regardai comme menacé d'une mort très-
prochaine.

Je conseillai l'usage du petit lait , et l'application d'un vésicatoire à chaque bras. Et quoique la saignée eut déja soulagé , je ne crus pas
la devoir faire réitérer, persuadé que l'applica-

tion du vésicatoire, était plus rationelle, parce que le dessèchement trop prompt des gales de la tête, me laissait soupçoner une métastase de cette humeur sur les poumons; je prévins les parens que je comptais si peu sur les moyens que je conseillais d'employer, que le malade succomberait avant qu'il fût 24 heures. Cependant *melius erat anceps experiri remedium quam nullum.*

On fit tout ce que j'avais ordonné ; et vers le soir, l'enfant eut de fréquentes nausées qu'on attribua à l'usage de la boisson : il se trouva bien plus mal que le matin, et on le mit au lit. A environ minuit, il expectora du sang et se plaignit ensuite de ressentir une très-vive douleur du côté droit du thorax, et à trois heures du matin, il expira fort tranquillement, ayant toujours conservé sa présence d'esprit jusqu'au dernier moment.

J'ai déja fait observer que lorsque je vis pour la première fois ce malade, il m'avait été impossible d'obtenir de lui qu'il m'indiquât le siège de ses douleurs ; car quoiqu'il fût bien *sui compos,* et qu'il n'ait cessé de l'être qu'en expirant, cet enfant cependant, qui paraissait intelligent, n'avait point l'idée de la douleur qui, je pense, ne lui devait point être étrangére. Mais quoiqu'il en soit, les signes très-apparens de la lésion des fonctions de l'organe de la respiration, me furent un indice certain qu'il était lui seul affecté. Me restait à connaître lequel des deux poumons était le siège du mal. La percussion du thorax m'en instruisit. Alors j'assignai aux parens le côté droit de la poitrine, contenant un poumon affecté dans son entier.

Ainsi donc , soit pour ma propre instruction , soit pour donner la preuve que mon diagnostic avait été certain ; je demandai à M. *Delacour ,* qu'il me fut permis de faire l'ouverture du cadavre : il y consentit.

Autopsie.

A onze heures du même jour , l'officier de santé préposé , par la police , pour constater la mort , ayant rempli son obligation , je procédai à l'ouverture du cadavre du jeune *Dominique ,* en la présence même de son père, et voici ce que me présenta d'abord l'habitude extérieure du corps.

La face était légèrement bouffie , pâle , avec d'extrêmement petites vergetures aux joues. Les lèvres étaient tant soit peu injectée. Il n'y avait ni infiltration ni empâtement dans toute la surface externe du corps. Le ventre était un peu baloné , mais sans fluctuation. La partie supérieure et postérieure des cuisses , était toute vergetée ; d'où cela pouvait-il venir , le malade n'avait jamais gardé le lit 24 heures de suite du

rant sa maladie , puisqu'il allait et venait comme
en bonne santé ? Le thorax percuté , ne résonait
absolument point dans toute la partie droite. Du
côté gauche , il rendait un son bien sensible dans
tous ses points. Les muscles , en les enlevant de
dessus le thorax, étaient fermes et d'un assez beau
rouge. Ce fut la cavité gauche de la poitrine, que
j'ouvris la première. Il en sortit plus de 2 livres
d'une sérosité très-limpide , mais de couleur citrine , puis ensuite beaucoup de sang qui était
assez noir et sans mélange , en apparence , d'aucune matière étrangère. La cavité droite ouverte,
donna au moins autant de sérosité que la gauche , mais sans fluide sanguin. Le poumon , de
ce côté , adhérait à la plevre dans toute son
étendue , et même très-fortement au diaphragme , et par-tout , au moyen de fausses membranes d'un ordre symétrique tellement coordonné
que l'art aurait eu de la peine à imiter cette erreur de la nature. Le lobe inférieur était extrêmement mince , ne crépitait ni au toucher , ni
avec le scalpel , et divisé par morceaux , il ne
présentait rien autre chose que la ressemblance
d'un morceau de foie très-mince et desséché à
un feu lent. Le reste de ce poumon était volu-
mineux , ne crépitait point , et avait par-tout
la dureté du foie , et il n'en sortit pas une goute
de sang. Le poumon gauche était si gorgé de flui-

de sanguin, qu'à chaque incision, il fluait avec une telle abondance qu'il rendait impossible la perception du tissu de l'organe pulmonaire ; mais ce que je vis avec une scrupuleuse atten-tion, c'est qu'à chaque section que j'y faisais, il fusait, sans se mêler avec le sang ; si ce n'était à la longue, une humeur laiteuse très-abondante qui me sembla être du pus. Ce poumon était libre dans toute son étendue, et était en géné-ral assez crépitant.

Le péricarde ne contenait point de sérosité. Le cœur avait un volume ordinaire, et je n'y trouvai aucun vice organique.

L'abdomen contenait seulement des gaz en expansion, et les organes de cette cavité, étaient dans l'état naturel.

Cette observation présente des phénomènes bien remarquables.

Une cavité thorachique pleine d'eau qui ne se manifeste que deux jours avant la mort, par une boufissure de la face et de la main droite, et une gêne plus grande de la respiration ; des brides qui tiennent en respect tout le poumon droit, sans gêner en apparence dans aucune des positions que prend le malade, et sans s'être ja-mais plaint lors de leur formation qui n'a pu avoir lieu qu'à l'occasion d'une phlegmasie ; la moitié d'un poumon tellement désorganisé, qu'il

est comme annihilé, et l'autre moitié toute squir-
rheuse : tout cela est arrivé sans douleur, sans
sueurs nocturnes, sans diarrhée coliquative, sans
amaigrissement du sujet, quoiqu'il fut constant
que le poumon gauche tendit à la coliquation,
par la multiplicité de points en apparence purulens qui y étaient disséminés. Le côté gauche
qui résonait bien sous la percussion, quoique
cette cavité contint une grande quantité d'eau,
et un poumon gorgé et de sang et de matières étrangères. On ne peut pas dire que
l'exhalation aqueuse fut consécutive à la mort ;
car il n'est pas présumable qu'en 8 heures il en
pleuve, (mieux qu'il en transude autant). Je
la présume bien consécutive à la grave affection
du poumon. Et cet état du poumon lui-même,
n'est-il pas le résultat, la suite de la rougeole,
qui en a été la cause occasionelle, dans un
sujet ainsi prédisposé ?

CHAPITRE V.

Diagnostic de la Pleuro-péripneumonie latente
et chronique.

L'INFLAMMATION lente du poumon présente
trois tems très-distincts dans son progrès.

Premier tems.

Lorsqu'un individu se trouve dans quelques-unes des circonstances que nous avons détaillées en parlant des causes de cette affection , et qu'on s'apperçoit qu'avec une petite toux , sèche ou humide , striée de sang ou non , l'appétit diminue ; un mal-aise dont le malade cherche envain la cause , se fait sentir ; mal-aise bientôt suivi de morosité , qu'en même tems un sentiment peu douloureux dans un des points du thorax , se manifeste avec ou sans oppression , mais la respiration ne s'exerçant pas tout-à-fait aussi librement qu'à l'ordinaire ; qu'en même tems la peau est sèche , et le pouls , quoique dans l'état naturel , (à un peu de fréquence et de concentration près), donne une série de symptômes réunis , et un indice certain de l'invasion d'une phlogose lente du poumon , quoique cependant , jusque-là , les fonctions de cet organe soient encore, comme on le voit, bien peu dérangées et d'une manière extrêmement peu sensible. Aussi, c'est ce qui la rend si difficile à distinguer dans son principe : c'est cependant alors, parce qu'elle est peu grave, et susceptible de guérison, qu'il serait de la plus haute importance de la reconnaître. Car , comme le dit Celse , » *plus une* » *maladie lente est nouvelle, plus elle est facile* » *à guérir* ». Lib. 3. C. 1.

On peut conclure delà , combien l'application de la maxime *principiis obsta ,* est importante dans le traitement. Aussi avec moins de négligence de la part des malades , et un peu plus d'attention de celle des médecins, une multitude de personnes , la plupart enlevées à la fleur de leur âge , seraient rendues à la vie,

Deuxième tems,

Tandis que la fievre existe , lors de l'invasion de la maladie, elle augmente ensuite un peu d'intensité , et prend le type de fievre lente qui marche *uno tenore :* elle est conséquemment sans *exacerbations.* Et si quelquefois il s'en manifeste , ce n'est plus une continue simple , mais une continue rémitente ; et quand cela a lieu , il est indubitable que quelque affection gastrisque est venue compliquer la maladie. Ce qui se confirme , par la présence bien sensible, des autres signes de cette affection gastrique : c'est à quoi le médecin doit particulièrement s'attacher.

Le progrès de la fièvre qui accompagne la phlogose lente du poumon , ne devient d'autant sensible , que le volume de la partie phlogosée augmente et que la phlogose occupe une plus grande étendue du poumon. Cette époque ou *second tems ,* est quelquefois de très-longue durée. Les fonctions de cet organe, vont en se dérangeant de plus en plus, et à raison des progrès du mal. Ce dernier symptôme ne peut guère être reconnu que par la difficulté plus grande de respirer , et la douleur gravative qu'éprouve le malade ; mais jamais on ne peut parvenir à connaître cette augmentation de volume de la partie par le tact , comme si le siège du mal était dans l'abdomen, où la pression des parties , au moyen du toucher , fait éprouver , au malade , un sentiment douloureux de toute la partie affectée. Mais dans le cas d'inflammation chronique de l'organe respirateur , le seul moyen d'en reconnaître et le siège et l'étendue du progrès , serait bien de faire coucher le malade , tantôt sur un côté , tantôt sur l'autre , et en examinant s'il est aussi bien sur tous les deux , ou si , au contraire , dans une de ces positions , il n'est pas obligé de tousser , ou s'il n'a pas plus de peine à respirer.

On pourrait encore lui faire exercer de grandes inspirations , et observer si alors il ne sent point quelque gêne dans la poitrine , quelque douleur pongitive , quelque ardeur ou quelque oppression.

Il conviendrait assez qu'on le fît tousser quelquefois, à dessein, dans une certaine position du corps , et lui faisant remarquer s'il n'éprouve rien qui l'incommode , la sensation d'une douleur pongitive , brûlante , et de l'oppression.

Et pour n'avoir rien à se reprocher dans une matière de si haute importance , il peut devenir très-utile d'examiner avec soin l'état précédent du malade ; je veux dire, les maladies qu'il a faites antérieurement, qui auraient pu être l'occasion de celle que l'on recherche et qu'on a tout lieu de redouter.

Mais, de tous ces moyens de recherches, il n'en est aucun qu'on doive moins négliger que celui de la percussion de'la poitrine. Et là, où , frappée avec la main, elle ne résonne pas,ou rend un son mat, est le point fixe où réside le mal , et la somme déterminée de l'étendue de l'engorgement du poumon, et conséquemment de sa phlogose.

La *face* pâlit assez fréquemment dès l'invasion de la maladie ; mais les pommettes , et sur-tout du côté du poumon affecté , restent constament rouges tant que dure la phlegmasie , et lors même qu'elle a dégénérée. C'est sans doute à la gêne qu'éprouve le sang dans le poumon , qu'il faut attribuer cette plethore des vaisseaux sanguins supérieurs , et celle sur-tout des capillaires superficiels de la face; les arteres pulmonaires plus ou moins rétrécies par la compression générale ou partielle qu'elles éprouvent, ne sont plus également perméables au sang : le ventricule droit ne se vide plus avec la même facilité , le sinus droit , la veine cave supérieure sont gorgés de sang , et de proche en proche , les veines jugulaires et leurs vaisseaux en sont plus pleins ; ce qui occasione nécessairement une plénitude des vaisseaux supérieurs au poumon.

Ainsi donc, lorsque la phlegmasie est profondément dans la substance du poumon , le sang dont la circulation y est gênée par l'embaras qu'il y rencontre , ne revient plus , de la tête , avec assez de liberté , les joues doivent nécessairement devenir rouges , ainsi que les lèvres ; et le cerveau comprimé par le sang qui s'y accumule , anéantit quelquefois tout sentiment de douleur, quoique la cause n'en existe pas moins: d'où doit encore résulter l'assoupissement. Ne serait-ce pas le cas où s'est trouvé le jeune *Delacour*, dont l'affection grave du poumon , n'a été apperçue que lorsqu'il s'est manifesté , chez cet enfant, un assoupissement, une propension insolites au someil ? Delà encore la gêne plus grande de la respiration, l'amas du sang dans les parties saines du poumon gauche.

La *face* du malade pâlit, avons-nous dit, mais l'altération de la phisionomie n'a lieu, pour l'ordinaire, qu'à raison du progrès du mal ou de son ancienneté, et cependant aussi à raison de l'irritabilité plus ou moins grande de l'individu. J'ai eu la fréquente occasion de faire cette observation, que plus le sujet est irritable, bien plutôt sa face se déforme : cette remarque, je l'ai faite spécialement sur trois malades qui, au terme de trois mois d'affection, présentaient, à peine, quelques traits altérés, tandis qu'au bout d'un mois, chez d'autres, la figure était toute déformée. Mais la phlegmasie a-t-elle développé la *phthisie*, la face alors est toute décomposée : en un mot elle est, ce qu'on appele *hippo-cratique*.

Au début de la phlogose latente du poumon, *le trouble des fonctions digestives* se manifeste ou par l'anorexie, ou par le dégoût absolu des alimens, symptômes qui continuent d'avoir lieu, jusqu'à la résolution de la maladie ou son changement en un autre. Dans l'un et l'autre cas, l'estomac recouvre la faculté d'exercer ses fonctions, mais par des causes certainement fort opposées. Problême dont la solution ne sera, sans doute, de longtems donnée.

Si, en effet, on considère avec l'attention qu'il convient, que tout le tems de la durée de l'inflammation lente du poumon, cette affection s'accompagne d'une fievre, de sa nature, *emaciante*, ce qui suppose, (non ce qui est en question, mais qui est un fait), que toute l'économie éprouve une perte réelle ; comment, dis-je, se fait-il que l'espèce *d'instinct* que doit avoir l'estomac, ne lui dicte pas *d'appéter* de quoi substituer aux pertes réelles dont il souffre lui-même ? Pourquoi aussi ce sentiment du goût, garde-t-il le silence ? Enfin pourquoi le malade répugne-t-il à prendre des alimens, et à se nourir ? L'affection, au contraire, a-t-elle fait place à la phthisie, la faiblesse de tous les organes est alors à son comble ; aucun d'eux n'exerce bien ses fonctions, hors celui du *goût,* et sa sensibilité est si exaltée, l'estomac aussi éprouve une espèce de sentiment d'impatience tel, que le malade est, en apparence, d'une voracité dont cette maladie seule fournit l'exemple.

Les faits se cumulent pour rendre, de plus en plus, difficile, la solution de ce problême.

Représentons-nous toutes les affections purulentes dont sont suseeptibles chacun des organes en particulier ; en est-il une seule, hors *la pulmonie,* qui ne porte avec elle le dégoût le plus marqué de tous les alimens, et même qui fasse exprimer, au malade, le sentiment du besoin ? Dans toutes ces affections, l'appétit est aussi nul que dans celles *aigues.* Dans tous ces cas, l'organe du goût et celui digestif, sont-ils plus ydiopatiquement affectés alors que dans le cas de consomption du poumon ? Est-ce que la phthisie pulmonaire ne serait pas ce que l'on appele une maladie de toute l'économie, *morbus totius substantiae ,* comme il est constaté que tout autre organe en putrilage, influe sur la vitalité de tous les autres systêmes de l'économie ? Il n'est pas, je le sais, de règle sans exception ; car on a vu, il y a 2 ans, à la salle clinique de la Charité de Paris, nne femme qui, avec un ulcère à l'estomac , dévorait les alimens qu'on lui servait. Mais je répondrai à cela : *rara non sunt artis.*

Un autre phénomène qui accompagne quelquefois , mais rarement , la phlogose lente du poumon ; c'est le *vomissement*. On le peut ranger encore dans la classe des cas *rares*. Aussi ne l'ai-je observé que deux fois ; mais il n'était qu'un épi-phénomène , et non un symptôme de la maladie : car les sujets qui en étaient tourmentés , avaient été saisis de la maladie , dans un tems où la constitution médicale était ou rhumatisante-bilieuse, ou catarrhale-bilieuse. Ces malades qu'on aurait dû , dès l'invasion de la maladie , évacuer par le haut, ne l'avaient point été ; les alimens reçus alors dans un estomac mal disposé , étaient contraints d'en sortir avant qu'ils fussent digérés.

Mais un caractère bien tranché de la phlegmasie lente du poumon, et dont on s'est fort peu occupé de nous instruire , où pour mieux dire , dont aucun auteur n'a encore parlé; c'est, la *chaleur mordicante de l'hypogastre*. Ce symptôme , qui dure autant que la maladie , s'accompagne toujours d'une constipation opiniâtre. Si pour l'application des moyens curatifs, ce phénomène doit intéresser le médecin praticien, serait-il moins important , pour lui , d'en rechercher ailleurs la cause que dans l'érétisme universel où se trouve alors tous les systêmes de l'économie animale? Cette irritation,ce spasme a , lui-même , aussi sa cause : pourquoi n'en ferions-nous pas la recherche ? tentons-là.

Nous avons posé en principe que toutes les causes occasionelles de la pleuro-péripneumonie latente chronique , agissaient d'une *manière douce et lentement*. Aussi sa marche est-elle lente et très-douce en aparence ; mais à raison de cette douceur apparente et de cette lenteur réelle , ne trouvrions-nous pas une affection morbide avec laquelle elle aurait une grande affinité par quelques principaux caractères qui les rapprocheraient , sans cependant les confondre ? Ces caractères bien tranchés , sont :

1°. Le type de la fievre. 2°. La lenteur de la marche de la maladie. 3°. La chaleur mordicante de la région hypogastrique. 4°. La terminaison de la maladie. Voila pour ce qui regarde l'affection elle-même, que nous préten-dons prendre pour terme de comparaison.

Maintenant si on considere les sujets qu'at-taque la péripneumonie latente chronique, on trouvera encore une très-grande similitude avec celle dont nous voulons parler. Ainsi les pletho-riques sanguins, quoique exposés à la phlogose lente du poumon, le sont moins en général, que les sujets à fibre molle et lâche, que ceux très-irritables : ces faits sont prouvés par l'expé-rience journalière.

Or, si on jete un coup-d'œil rapide sur ce qui caractérise la fievre adeno-méningée (1), et sur les individus qu'elle attaque, on ne pourra disconvenir du rapprochement de ces deux ma-ladies, sous bien des rapports.

Quand aux causes de l'une et de l'autre affec-tion, ne sont-elles pas à-peu-près les mêmes ? Le froid humide en agissant d'une manière moins brusque et moins active qu'un froid vif et sec, affaiblit tout notre systême économique, le rend incapable des efforts auxquels il pourrait se por-ter sous une constitution plus heureuse. Ceux-là n'y sont-ils pas également prédisposés, chez qui

---

(1) Dont tous les symptômes indiquent l'irritation des membranes muqueuses qui revetent certaines cavités, et spécialement le tube intestinal.

une faiblesse profonde, principalement ressentie dans le systême osseux, empêche qu'il puisse porter un appui convenable, une résistance suffisante à la masse du corps ? en un mot, toutes les circonstances qui peuvent favoriser l'une et l'autre de ces deux affections, se trouvent réunies dans le nombre des causes qui nous paraissent avoir agi sur l'espèce humaine, pour la changer en l'affaiblissant. Les causes extérieures sont toutes celles qui concourent à énerver le tempérament et à introduire une débilité relative dans le systême de ses forces. Telles sont la fin de l'automne et le commencement de l'hiver, une température froide et humide, l'habitation des pays constament environnés de nuages, les excès dans le régime, l'usage des alimens farineux, des substances moles, flatueuses et difficiles à digérer, etc. Voulez-vous connaître les dispositions qui y préparent ? Elles portent toutes l'empreinte de l'affaiblissement qui les caractérisent, lorsqu'elles sont formées : les maladies de cette classe, affectent donc les femmes plutôt que les hommes, et parmi ceux-ci, les hommes énervés par préférence à ceux qui sont vigoureux. Les constitutions fermes et robustes en sont exemptes, tandis que les tempéramens faibles et délicats, en éprouvent de fréquens retours. Une vie sédentaire et oisive ;

F

des passions tristes et longtems soutenues , des maladies longues , sont autant de causes qui peuvent ajouter à ces dispositions malheureuses, lorsqu'elles agissent sur des corps débiles et énervés.

Les affections muqueuses ont donc cela de commun avec la phlogose lente du poumon, que non seulement les causes prédisposantes et occasionelles sont en quelque sorte les mêmes, mais qu'elles se préparent l'une et l'autre d'une manière lente , incertaine , et qu'elles ne parviennent , en quelque sorte , qu'à la longue , à avoir une forme exacte et déterminée. Leur marche reste longtems faible , timide et mal assurée. Celle des fonctions vitales reste embarrassée , contrainte et comme suspendue ; les organes digestifs tombent dans l'abbatement et la langueur. La sanguification s'opère mal , d'où résultent la pâleur des malades , le refus que font les organes locomoteurs d'exécuter leurs mouvemens ordinaires , les lassitudes spontanées , le dégoût , la morosité , la prostration des forces et le marasme. Aussi n'est-il pas rare de compter parmi les accidens des affections lentes des membranes muqueuses , celui de l'inflammation lente de l'organe pulmonaire , et cette dernière développer la phthisie connue sous le nom de phthisie catarrhale , qui , dit-on , est parfaitement bien décrite par REID, mais qu'il a, comme tous ceux qui ont écrit sur cette matière, confondue avec la pleuro-péripneumonie latente chronique.

Le D. DUMAS, Professeur de l'École de Montpellier, l'un des traducteurs du Traité de REID, dit, (1) que non seulement le catarrhe donne lieu à la phthisie, mais que les fievres catarrhales ont aussi la plus grande affinité avec la fievre hectique pulmonaire, au moins quant à la manière dont elles procedent.

» Les fievres catarrhales sont, ajoute-t-il, presque toujours précédées par un dérangement dans la transpiration insensible : tout ce qui s'oppose à l'écoulement libre des sueurs, les favorise et les aggrave ; elles s'établissent plus particulièrement sur des sujets pleins de sucs qui, à raison de leur abondance, ne peuvent être parfaitement assimilés ; d'où résultent deux causes essentielles de ces fievres ; savoir le fluide de la transpiration insensible, retenu ; le suc nourricier produit dans les premiers actes de la digestion, devenu par son exubérance, incapable de passer au delà du systême absorbant et du tissu cellulaire, et dès lors obligé de floter

---

(1) Disc. prélim. p. 67.

dans la sphère bornée de ce systême , sans subir d'assimilation parfaite. Si l'on fait attention maintenant que ces fievres produisent des troubles vagues et indéterminés , avant que d'intéresser aucun organe en particulier ; si l'on observe que les engorgemens catarrheux se placent spécialement autour des organes les plus fournis de tissu cellulaire, en allant, toute-fois, de l'extérieur à l'intérieur , et qu'ils ne peuvent se déposer sur quelque viscère , qu'après un certain nombre de révolutions fébriles , on sera conduit à expliquer le mécanisme d'une fievre catarrhale par le reflux de l'humeur séreuse perspirable , et du suc nouricier surabondant repoussé de la circonférence au centre où sont situés les viscères. Puisque, d'un côté , les sucs nouriciers surabondans , présentés aux différentes parties du corps, y trouvent d'autres sucs ramassés par des digestions antérieures qui les rejetent et les obligent de se promener dans le tissu cellulaire , tandis que , d'une autre part , l'humeur aqueuse ou séreuse qui leur sert de véhicule , est arrêtée , dans le même lieu , par les causes qui agissent sur l'organe de la peau , pour empêcher la transpiration et les sueurs ; il est donc indispensable que ces fluides reviennent sur eux-mêmes , et qu'ils regagnent les organes intérieurs par une série de mouvemens rétrogrades. Or , c'est l'appareil de mouvemens que la nature établit pour transporter ainsi ces fluides accumulés , et pour diriger le reflux, qui devient la cause essentielle et constituante des fievres catarrheuses ».

» Cette éthiologie des fievres catarrheuses , rapprochée de celle que REID a proposée sur la fievre hectique , nous montre le plus grand rapport dans leur manière de procéder. Après avoir calculé la grande quantité de matière perspirable qui s'échappe par la surface extérieure des poumons , REID suppose qu'une portion considérable de ce fluïde , retenue par l'état de l'organe pulmonaire frappé d'inflammation ou affecté de tubercules, se ramasse et séjourne dans le corps, jusqu'à ce qu'une autre émonctoire en procure l'évacuation : et comme les poumons ne peuvent plus lui livrer passage , il faut qu'elle reflue sur elle-même , et que, par un mouvement rétrograde , elle vienne se frayer une issue à travers l'organe de la peau. Or, c'est ce mouvement particulier qui , dans la doctrine de REID , semble constituer la fievre hectique pulmonaire , dont le fluide perspirable accumulé et retenu, forme la principale cause. Il est inutile de faire remarquer ici combien cette cause et cette marche ressemblent à la cause et à la marche que l'observation nous force d'admettre dans les fievres catarrheuses. Or, les traits de ressem-

blance qui existent entre ces deux genres de fievres , annoncent assez qu'elles doivent se multiplier dans une proportion à-peu-près parallèle.
Dès lors , si les exemples de fievres catarrhales ,
sont devenus plus communs de nos jours , les
exemples de fievres hectiques , doivent se produire aussi plus fréquemment qu'autrefois. C'est
par cette raison , sans doute , que l'on voit souvent la phthisie accompagnée de fievre hectique,
succéder à une fievre catarrhale négligée ou mal
traitée ; sur-tout lorsque celle-ci , dans son principe , portait spécialement son influence et ses
ravages sur le poumon ».

D'après cet exposé du Docteur Dumas , sur la
nature de la fievre catarrhale ou muqueuse, que
nous pensons , aussi nous , être le catactère de
celle qui accompagne le plus souvent la phlegmasie lente du poumon , nous nous garderons-
bien , à l'exemple de ce Professeur , de devenir
fauteur de la doctrine du Docteur Anglais , sur
le type de la fievre qui accompagne la purulence
du poumon , en pensant avec ces deux savans ,
que ces fievres sont identiques. En effet , en observant bien la marche de la fievre de la phlogose latente , on ne peut s'y méprendre , et on
distingue bientôt combien elle diffère de celle
qui s'associe au poumon ulcéré. Je n'en conclu-
rai pas moins que la première est du genre de

la lente muqueuse , sans que je veuille entreprendre de réfuter l'opinion de Reid sur la nature de celle de la vraie pulmonie.

Troisième tems.

Ce troisième tems est celui de la terminaison de la maladie. Et cette terminaison , est ou par la santé , et alors le malade arrive, à ce but , par la résolution de l'inflammation qui se fait ordinairement d'une manière insensible , *lysis* ; ou par une autre maladie en laquelle la phlogose a dégénérée. Cette terminaison a, le plus souvent, aussi lieu d'une manière insensible , et le résultat ou ce changement lui-même, consiste ou dans l'établissement de différens points de suppuration , ou dans un kiste purulent qu'on appele *vomique* , ou dans une exudation séro-purulente qui donne lieu à *l'empyême* , ou enfin à quelques indurations particlles du poumon et aussi quelquefois à son entière squirrhosité ; mais presque jamais par la gangrene : et lorsqu'il survient *hydrothorax* , ce n'est que consécutivement à ces terminaisons.

CHAPITRE VI.

Pronostic de la Phlegmasie latente du poumon.

Tout le danger de cette maladie, n'est, bien certainement, que dans le retard qu'apporte le malade à invoquer les secours de l'art, ou dans l'impéritie du médecin.

Il est cependant un cas où si elle vient à compliquer une affection grave, ou si elle-même se trouve compliquée par celle de la constitution régnante, ou de toute autre dont les indications respectives s'excluraient ; alors ne pouvant seconder les efforts impuissans de la nature, d'affection lente qu'elle était d'abord, elle suit la marche aiguë, et le malade périt ou de l'une ou de l'autre maladie, et le plus souvent des deux à la fois.

Et qu'on ne dise pas que parce que la terminaison de la phlegmasie aiguë du poumon est fréquemment la mort, il en doive être ainsi de celle chronique. Car l'on sait que le progrès des affections aiguës, en général, est d'attaquer vivement et de faire de rapides progrès, lesquels ne pouvant être assez tôt réprimés, l'organe qui en est le siége, tarde peu à cesser l'exercice de ses

fonctions, delà, la mort de l'individu, et d'autant plus promptement que le mal a été plus violent ; aussi dans pareille circonstance, le malade
en est comme assassiné, et les élémens organiques du poumon, ne sont point détruits, et
la mort cependant survient, parce que la cause
irritante ayant puissament agi sur les vaisseaux
pulmonaires, a, en quelque sorte, surpris d'une
manière brusque, le rapport de ces vaisseaux
avec le fluide qui les traversait, et auquel ils
livraient passage ; cette irritation, dis-je, a fait
cesser ce rapport, et semblable à un torrent
impétueux qu'une digue force à déverser ses eaux
par-tout où se trouve moins de résistance, il se
forme un lit aux dépens de tout ce qu'il rencontre dans son nouveau cours : de même aussi,
le poumon ainsi affecté, il ne peut l'être alors
que dans une grande étendue ; pour lors les
vaisseaux se distendent par le séjour du sang qui
y afflue trop abondament, et le plus souvent
encore ils se rompent : la partie albumineuse,
la plus liquide, est exprimée comme par tran-
sudation ; la plus épaisse s'accumule et s'amasse
entre les extrémités des artères pulmonaires, et
les cavités droites du cœur ; alors le poumon ne
peut plus se développer, ne fut-ce que parce
que d'abord il est devenu plus pesant, puis, les
cavités gauches sont nécessairement privées de

sang : la stagnation du sang veineux devant l'oreillette et le ventricule droits , occasionne une mort suffocante. Mais quoiqu'il soit vrai de dire que dans la phlegmasie lente du poumon , il y a bien réellement aussi changement de rapport entre les vaisseaux et le fluide qu'ils ont coutume de recevoir , néanmoins , cette opération a lieu d'une manière si lente et si douce , que loin d'exciter une exubérance de vitalité telle que s'en suive et nécessairement et prochainement la mort, c'est qu'au contraire le plus souvent la vie de la partie du poumon phlogosé , diminue tellement que les élémens organiques qui la composent , manquent d'énergie suffisante pour ne pas s'engouer, mais toujours très-lentement: delà les changemens de cette affection en un autre , mais jamais la mort. Ainsi donc , tant que la phlegmasie lente du poumon reste maladie *sui generis* , elle n'est ni incurable ni mortelle.

CHAPITRE VII.

Opinion des Médecins sur la Phthisie pulmonaire.

LA nature et le siége de la *phthisie pulmonaire* sont encore un problême que la sagacité des Médecins , semble n'avoir , jusqu'ici , pu résoudre.

Quand , en effet , s'accordera-t-on sur ce point important de pathologie? Le plus grand nombre des anciens Médecins, faisait dépendre la phthisie pulmonaire , d'un ulcère au poumon , imaginé, sans doute, à cause de l'abondance de l'expectoration. L'autopsie confirme cette opinion ; et il n'en fallut pas davantage pour la faire adopter de tout le monde. On était si persuadé que la phthisie ne pouvait exister sans ulcère au poumon , qu'on le fit entrer dans la définition de cette maladie. En vain lisait-on dans HIPPOCRATE: » *aegrotabant macilenti citrà pulmonum ulcus* ». L'autorité de ce grand maître , ne parut plus devoir l'emporter sur l'observation.

WILLIS est le premier qui ait osé attaquer une erreur respectable par son ancienneté. Ayant ouvert plusieurs cadavres de phthisiques, sans trouver d'ulcère aux poumons, il changea la définition de cette maladie, et au lieu de dire avec ses prédécesseurs; » *quod sit totius corporis intabescentia ab ulcere pulmonis* , il a dit : *melius definitur , totius corporis intabescentia à malâ pulmonis conformatione orta* ». pharmac. raison.

On lit dans la Médecine pratique de RIVIERE, des observations conformes à celles de WILLIS. Ces deux auteurs n'ont souvent vu dans les poumons des phthisiques, qu'un amas de *tubercules cruds*. D'après ces autorités et bien d'autres, des Médecins de réputation ont cru pouvoir avancer que la véritable et unique cause de la pulmonie, était les *tubercules* des poumons. Était-ce la restreindre dans de justes bornes ?

En effet , on ne peut disconvenir que ces *tubercules* ne se rencontrent très-souvent. Sennert qui a recueilli les opinions des anciens, a composé un chapitre entier *de tuberculis pulmonis*.(1) Morton , lui-même, qui pense là-dessus comme les anciens, n'a disséqué aucun cadavre de phthisiques où il ne les ait constament trouvés ; il n'est presque pas de page où il n'en parle. Bonnet rapporte (2) plusieurs observations où ils ont été réputés pour la véritable cause de la phthisie. Enfin Morgagni, Valsalva, Lieutaud et beaucoup d'autres anatomistes ont apperçu plusieurs fois ces *tubercules*.

Il est bien clair que *l'ulcère* du poumon, n'est que secondaire , et que les anciens avaient pris l'effet pour la cause ; et que les modernes qui les ont suivis , sont tombés dans la même erreur qu'eux. Mais faut-il en conclure que ces *tubercules* existent toujours ? non sans doute.

____

(1) Sennert , lib. 2. Pars 1er. C. 8.
(2) Anat. pract. lib. 2. Sect. 7.

(93)

Bonnet ne trouve dans un phthisique que les poumons *attendris* et sans *ulcère*. Sydenham a fait la même observation sur tous les pulmoniques du Bristol , qu'il a eu occasion d'ouvrir.

Les phthisiques expectorent quelquefois des calculs : et ne sait-on pas avec quelle facilité ces concrétions se forment dans le poumon ? Elles suffisent seules pour déterminer la phthisie pulmonaire , sans qu'il soit besoin de tubercules. Et cette espèce est du plus mauvais caractère , par le délabrement affreux que ces calculs font en sortant. Aussi est-ce le fatal résultat de l'habitation continuelle dans une atmosphère pulvérulente où sont constament les carriers , les tailleurs de pierre , les plâtriers , les meuniers , les cardeurs de matelats , les perruquiers, les parfumeurs, les vanneurs de blé , etc. etc. (1)

Baumes et Cullen disent qu'on doit entendre par tubercules , *certaines petites tumeurs qui ont l'apparence de glandes endurcies , dont le volume moyen est celui d'un pois ordinaire , formées dans quelque partie du poumon , d'abord indolentes , et ce sont les tubercules dans l'état de crudité , ce qui forme le premier degré de la phthtisie , qui s'enflamment ensuite et selon les auteurs ; ce second état du tuber-*

---

(1) La Chassagne. Tract. de la Pulm.

cule constitue le second degré de la phthisie ; puis enfin ils se changent en petits abcès ou en vomique , qui en se rompant et en versant dans les bronches la matière qu'ils renferment , produisent une expectoration purulente ; cet état purulent des tubercules donne le troisième degré de la phthisie.

STOLL , après BOERHAAVE , a ainsi défini la phthisie : » *si ulcus pulmones exederit, phthisis pulmonalis aegrum afficere dicitur* ».

CULLEN dit que c'est *une expectoration de matière purulente qui sort des poumons , et est accompagnée de fievre hétique.*

Selon REID , *c'est l'expectoration d'une matière purulente , arrachée des poumons par les efforts répétés d'une toux pénible qu'accompagne une fievre d'un genre particulier , laquelle décide des sueurs le matin , éprouve des rémissions dans l'après-midi , et entraîne bientôt une perte considérable de force et d'embonpoint.*

PORTAL dit : *le premier état ou commencement est indiqué par le crachement de sang , la toux sèche , les crachats gluans , les bâillemens fréquens , par la maigreur , la fievre lente , la chaleur et la sécheresse de la peau en général , mais sur-tont à la paume des mains et à la plante des pieds , par la rougeur des joues et même des lèvres , etc. etc. Le second état de* la maladie , consiste dans l'augmentation ou l'intensité des symptómes énoncés. Dans le troisième état , il fait le tableau du malade devant bientôt terminer sa carrière , et qui , enfin , succombe en effet.

La phthisie , dit Col de Vilars , *est un terme générique qui signifie toute sorte de maigreur et de consomption du corps , de quelque cause qu'elle vienne. Dans ce sens , il convient avec l'atrophie , la* chartre *, l'*hétisie *, ou* tabes *le* marasme.

Mais pris dans l'acception particulière , c'est un amaigrissement , une consomption colliquative de tout le corps , causée par un ulcère ou des tubercules ulcérés dans l'organe pulmonaire , accompagnée d'une fievre lente qui redouble le soir et après le repas : d'une sueur nocturne , principalement à la poitrine ; d'une légère difficulté de respirer ; d'une toux qui augmente le soir , et le matin vers l'aurore , et dans laquelle on rend quelquefois d'abord du sang ensuite une matière purulente.

Baumes , et c'est le dernier auteur que je citerai ; dit : *j'appele du nom de pulmonie ou de phthisie pulmonaire , cette maladie funeste , qui précédée par un crachement de sang , par des tubercules cruds , par une inflammation lente et occulte, ou par une congestion de fluxion* habituelle d'humeurs sur le poumon, a sa cause dans un ulcère, des tubercules suppurés, ou un état ulcéreux avec fonte de la substance de cet organe; et son caractère dans une fievre lente qui augmente très-sensiblement le soir, et imédiatement après le repas, accompagnée d'une lésion plus ou moins forte et habituelle de la respiration et de la voix, d'une douleur permanente plus ou moins obscure dans quelque endroit de la poitrine, d'une sueur nocturne, principalement sur le thorax; enfin d'une toux qui, augmentant le soir et le matin vers l'aurore, arrache, avec plus ou moins d'efforts, des crachats purulens, puriformes ou muqueux, mais dont la couleur varie selon la quantité de sang qui s'y confond, ou suivant que la matière a plus ou moins croupi dans le fond de l'ulcère; et les symptômes sympatiques de cette maladie sont, un mal de gorge sensible et la rougeur des joues; et les symptômes accessoires sont, l'insomnie et l'amaigrissement général, dont les progrès sont relatifs à l'influence que l'atrophie du poumon a sur le vice de la sanguification ».

» C'est donc dans l'ulcération de la substance du poumon, que je fais consister l'essence de la phthisie, quelque soit la cause qui l'a déterminée ».

De cette diversité d'opinions, qu'en conclure?

que

que chacun de ceux qui les ont émises , croient avoir dit la vérité. Mais le problême est-il pour cela résolu ? non sans doute.

Tout écrivain doit obéir à sa pensée ; s'il se laisse enchaîner par l'opinion d'autrui , alors-le cercle de ses idées se rétrécit , son émulation s'éteint et son activité laborieuse se réduit à une obscure végétation.

Peut-être est-il téméraire que j'érige en dogme ma façon de penser sur un aussi important sujet. Mais je ne puis cependant la présenter sans vue de faire des prosélites , et sans l'arrière projet de détruire ce que de grands maîtres en ont dit; ne pouvant pas plus souscrire à leurs idées sur cet article que sur bien d'autres qu'ils ont présentés sur cette matière. Si cette liberté de présenter ma pensée , en la comparant à la timide prudence de ceux qui m'ont précédés dans leurs essais sur divers points de Médecine , semble extraordinaire , au moins est-il certain qu'elle ne peut nuire à la Science.

Ainsi donc ; par la *phthisie pulmonaire* , j'entends

Une coliquation lente de toute l'économie animale , occasionée par un *Virus sui generis* que je nomme *tabidique pulmonaire*; *Virus* acquis ou héréditaire , disséminé d'abord dans les élémens organiques de tous les systêmes élé-

G.

mentaires du poumon ; lequel *Virus* se développe dans la substance propre de cet organe ,
dès que l'occasion s'en présente , et qui , le plus
ordinairement , se rend sensible par la présence
d'un *ulcère* occasioné lui-même ou par un *kiste*
purulent déchiré , dont les bords au lieu de se
cicatriser , se seront lentement *phlogosés* par une
cause irritante quelconque , laquelle phlogose
aura déterminé des points de suppuration qui ,
en faisant des progrès , auront pris le caractère
ulcéreux ; ou par un *tubercule* ou un squirrhe
qui, d'abord phlogosés, auront ensuite suppuré,
puis seront passés à l'état d'*ulcère* ; ou enfin par
une phlegmasie de la membrane muqueuse des
bronches et de ses ramifications à l'infini , qui ,
négligée , ou mal traitée , aura étendu ses progrès jusqu'au parenchime pulmonaire , d'où la
suppuration et enfin l'ulcère de cet organe.

Je passe sous silence tous les autres symptômes qui accompagnent cette affection , parce
que, pour le malheur de l'humanité , ils ne sont
déja que trop connus.

Je dis, *se rend ordinairement sensible par la
présence d'un ulcère* : parce qu'il reste prouvé
par l'*autopsie* que souvent on a trouvé des poumons consumés , desséchés , sans aucune trace
de purulence antérieure.

Cette définition exclut , comme l'on voit ,

toute idée de phthisies *tuberculeuse, syphiliti-que, nerveuse, catarrhale, scrophuleuse, etc. etc.;* mais j'admettrai, si on le veut, que ces affections peuvent être et sont le plus fréquemment aussi l'occasion du développement du *virus tabidique pulmonaire :* mais jamais ils ne peuvent être la *phthisie elle-même.*

On dira, qu'un *ulcère étant une solution de continuité des parties molles avec écoulement de pus entretenu par un vice local ou par une cause interne, qui se guérit lorsqu'on peut écarter ce qui entrave la marche de sa guérison, qu'un* tel *ulcère,* dis-je, peut avoir son siège dans le poumon, y avoir été déterminé par les vices dont nous parlons, être alimenté ou entretenu par eux et occasioner la *phthisie* de cet organe, et delà, faire autant de phthisies particulières, des phthisies chacune *sui generis.*

A cela, je réponds d'abord, qu'il s'en suivrait que chacune de ces phthisies serait curable par son spécifique respectif. Or cependant il est dé-montré que la phthisie pulmonaire est intrinsé-quement incurable.

» Car, dit BAUMES, la pulmonie est incurable et mortelle, puisque la cicatrisation d'un ulcère dépend,

» 1°. De la liberté qu'on a de le déterger ; 2°. de la facilité qu'on a de le garantir du contact

de l'air ; 3°. du repos parfait de la partie malade ; 4°. de la crase naturelle des humeurs :
circonstances qui ne se trouvent pas dans l'ulcère
des poumons. En effet , 1°. la détersion ne peut
se faire qu'avec peine , par la difficulté qu'il y
a de porter le remède sur le foyer morbifique ;
2°. on ne peut absolument interrompre la libre
et continuelle application de l'air ; 3°. le mouvement de la partie ne peut point être suspendu
par rapport à la nécessité de la respiration ;
4°. enfin , la corruption de la masse des liquides
est inévitable , eu égard à l'absorption qui se
fait de l'humeur purulente. A ces causes majeu-
res , on peut en rapporter d'autres qui ne manquent pas de forces ; on sait qu'un des grands
avantages de la respiration , est de faciliter le
passage du sang des artères dans les veines du
poumon : il faut donc que dans une maladie où
la faiblesse et la souffrance des poumons sont
plus ou moins considérables , la lésion de l'inspiration qui en est une conséquence , ait deux
résultats également funestes ; le premier de rendre les poumons plus malades encore , par le
retard de la circulation pulmonaire qui accroît
la congestion de cet organe ; le second de fournir à l'ulcère , une plus grande quantité de sucs
qui l'abreuvent ; de ces vérités , il en découle
plusieurs autres ; si l'air , comme on le prétend ,

apporte au sang, par la voie des poumons, le *pabulum vitae*, il faut que le sang qui en reçoit en moindre abondance, s'apauvrisse de plus en plus, perde de ses qualités vitales, et qu'il ac-quère une grande disposition à la corruption, que vient hâter encore la matière purulente ab-sorbée. En outre, si dans l'acte de la respiration, le sang se dépure véritablement de l'azote, par des combinaisons moitié chimiques, moitié vita-les, il faut que ce sang se déprave en raison de la quantité des substances mal-faisantes qui sont retenues ; enfin, si les poumons forment un or-gane dont la surface a une étendue égale, sinon supérieure, à celle de l'organe cutané, surface tout à la fois exhalante et absorbante, et qu'il se fasse par cette surface, une excrétion consi-dérable, il s'ensuit, que cette excrétion doit être d'autant plus diminuée, que le poumon est plus malade. Une partie du calorique qui se dégage par les combinaisons que l'oxigène éprou-ve dans les poumons, est employée à dissoudre, à vaporiser la transpiration pulmonaire, qui est d'autant plus abondante que la transpiration est plus complette. Transpiration qu'il faut bien distinguer de la matière muqueuse, qui, sécré-tée à l'intérieur des bronches et de la trachée artère, est rejetée par de fortes expirations, et forme la matière des crachats. C'est la grande diminution de cette excrétion ou transpiration pulmonaire qne REID reconnaît pour seule cause de la fievre étique pulmonaire. Mais quoiqu'il soit constant que la diminution de cette excrétion concourt et pour beaucoup à multiplier les désordres de l'économie animale , le Docteur Anglais n'a pas fait attention que la surface pulmonaire est à la fois exhalante et absorbante, d'où il suit que les lymphatiques par une fonction , une propriété qui leur est inhérente , absorbent, pompent le pus et l'apportent dans la masse des humeurs , les vicient, et va jusqu'à les décomposer , lors sur-tout que les forces vitales que la nature dirige d'une manière vicieuse, font effort pour les leur assimiler. Ce qui prouve que l'opinion de REID est sans fondement ; c'est qu'il n'est aucun cas de collection de pus , ou de pus résorbé , quelqu'en soit le siège , qu'il n'y ait fievre étique , et dans toutes ces circonstances , hors celle des poumons, il n'y a point d'excrétion supprimée ».

Si la crase des humeurs est , suivant BAUMES, une condition essentielle pour la cure de l'ulcère du poumon , et si , comme le dit cet auteur, la corruption de la masse des liquides est inévitable , eu égard à l'absorption qui se fait de l'humeur purulente , que doit-on penser de l'action d'un *virus* dont le propre est de déterminer l'or-

gane qu'il affecte, à une fonte, à une dissolution
telles, qu'il semble l'avoir déja frappé de mort
avant même qu'il se soit développé ; tant tous
les systêmes qui le composent, sont disposés à
dégénérer, à se fondre, et tant, quelquefois, est
rapide son entière destruction? C'est donc à tort
que les auteurs, même les plus acrédités, admettent autant d'espèces de phthisies qu'ils supposent de causes qui la font naître. Ce qui sans
doute aura donné lieu à ces dénominations arbi-
traires, c'est que la plupart des auteurs n'ont
écrit que d'après l'*autopsie*, et comme en général
on se prévient en faveur de l'opinion qu'on em-
brasse, celui qui n'a vu que des tubercules n'ad-
met que cette espèce de phthisie ; un autre les
croira toutes ulcéreuses, parce qu'il n'a rencon-
tré que des ulcérés, etc. etc.

Mais une source non moins féconde d'erreurs,
c'est la fréquence des métastases sur le poumon,
des diverses espèces de *virus*. Un praticien intelligent, au moyen du spécifique à la cause de
la maladie, aura promptement secouru, et avec
succès, le malade ; en conclura-t-il pour cela
qu'il a guéri une phthisie pulmonaire, et que
cette phthisie était de l'espèce qui a cédé au
spécifique relatif au *virus* qui avait occasioné
cet accident?

Le moyen de lever tous les doutes sur un

aussi important sujet, ne serait-il pas *l'inocu-lation ?*

Tout le monde sait que celle de la variole, de la vaccine, du vice syphilitique, etc. etc., ne produisirent jamais, sinon par dégénérescence de ces virus, d'autre affection que la variole, la vaccine, la vérole etc. etc. Si donc il était per-mis qu'on inocula du pus d'un prétendu phthi-sique, ou scrophuleux, ou scorbutique, etc. etc., quel en devrait être le résultat ? ou la phthisie pulmonaire, ou bien la vérole, ou enfin les scrophules, etc. Si la phthisie en était l'effet immédiat, j'en conclurais que cette phthisie est le produit de l'action d'un virus *sui generis* très-distingué de ceux syphilitique, scrophuleux, etc., lesquels *virus* ont bien, à la vérité, pu être la cause déterminante du développement de celui *tabidique pulmonaire,* mais que dans *l'instant de raison,* qu'ils ont provoqué l'action de ce *virus,* ils ont été épuisés dans le lieu de ce développement, ou neutralisés par le *tabidique pulmonaire.*

Il n'y a point de milieu, ou ils ont changé de nature, ou ont conservé la leur. Dans le pre-mier cas, ils ne sont plus. Donc la phthisie qui existe alors, n'est point essentiellement conte-nante leur virus, et en est par là même très-distinguée. Dans la seconde hypothèse, ils n'ont perdu rien de leur propriété essentielle qui est de produire une maladie *sui generis* toujours semblable à elle-même , qui est ou les scrophules , ou le syphilis : donc , ils ont dû produire les affections de même nature qu'elles.

Maintenant , si on fait cohabiter une personne saine avec une phthisique pulmonaire , dans le sens que je l'entends , ou si on revet la première des habits dont a fait usage la dernière , qu'en résultera-t-il ? Tout le monde sait , qu'avec le tems , qui souvent n'est pas long , la phthisie se déclare et l'individu bientôt victime. Pourquoi n'en est-il pas de même de la cohabitation avec ceux devenus phthisiques , soit par un ulcère au foie , à l'estomac , à l'uterus , à la vessie etc. ? Est-il un seul exemple de la communication de ces espèces de maladies ? cependant tous les médecins conviennent que ces malades périssent phthisiques ?

Souvent encore , et c'est la chose la plus fréquente , ceux qui multiplient tant les genres de phthisies , se trompent en prenant une affection du poumon pour la phthisie de cet organe ; car tous les jours on voit se commettre de ces fautes graves , et si je ne craignais plutôt passer pour faire une critique que des recherches , j'en citerais des exemples que l'homme de l'art le plus tenant à ses idées ne pourrait révoquer en doute;

mais je me contente à généraliser , et je soutiens qu'un grand nombre de praticiens se trompent sur le diagnostic de cette maladie. Les matières expectorées sont souvent la source de ces erreurs journalières , et aussi la preuve authentique des miracles qu'operent sur les phthisiques, certains médecins praticiens.

» Dans le cas d'ancienne affection du poumon, dit BAUMES , il arrive fréquemment que le malade est fatigué par une assez abondante expectoration , à la vérité puriforme , mais non pas purulente ; alors l'affection est bien différente que celle dont on croit le malade attaqué; car les parties destinées pour répandre dans les voies aériennes , la mucosité nécessaire pour les lubréfier , irritées ou stimulées , fournissent plus ou moins de matière muqueuse digérée , sans compter que la transpiration pulmonaire condensée et la douce mucosité qui enduit les bronches détachées par une cause quelconque, peuvent augmenter ou fournir quelquefois la matière de l'expectoration ».

» Dans la déclinaison d'un catarrhe, dit ELLER, la sérosité séparée des poumons , du nez , des glandes , acquiert la couleur jaune , verdâtre, dès qu'elle entre en coction : quelquefois , en toussant , on rejete une pituite corrompue , qui ressemble à du pus , et combien de fois ne

l'a-t-on pas confondue avec l'expectoration puriforme qui souvent est le produit de la fievre
catarrhale pituiteuse et de la fausse péripneumonie : au point qu'il n'est pas rare de voir des
médecins , lorsque la source de cette humeur
pituiteuse vient à se détruire , se vanter d'avoir
guéri la véritable phthisie pulmonaire ».

» La vraie purulence de l'expectoration , » dit
encore Baumes » n'a presque jamais lieu pendant
le feu qu'allume les paroxismes fébriles : l'érétisme est alors trop fort , la dissipation ou l'absorption de l'humidité purulente , est trop considérable pour pouvoir compter sur la liberté de
l'excrétion. On ne rend de tels crachats en abondance que vers la fin des exacerbations de la
fievre étique , vrai tems de la détente universelle pendant lequel les couloirs devenus perméables , permettent la sortie des matières excrémentielles et des sucs auparavant retenus , ou
pendant le relâchement local qui succède et qui,
pour l'ordinaire est proportioné à l'action des
forces toniques, fait que la partie du poumon qui
avoisine l'ulcère , subit une dissolution qui
agrandit l'ulcère et rend l'expectoration copieuse.
Alors , dans la sortie des matières purulentes
par l'expectoration, les narines reçoivent l'impression d'une odeur particulière distinguée et
de celle de la mucosité et de la sérosité : et

quoiqu'épaisses, elles ne sont pas collantes comme la mucosité ; outre les couleurs jaunes, vertes, elles sont plus souvent cendrées et noirâtres ».

Je reviens à ma définition sur la phthisie pulmonaire, et je dis que mon opinion sur cette maladie a une grande analogie avec celle de WILLIS. Il rejete, à la vérité, l'ucère du poumon, soit comme cause, soit comme effet de la phthisie. Mais il dit : *totius corporis intabescentia a malâ pulmonis conformatione orta.* S'est-il expliqué sur le sens de ces expressions ? est-il possible d'en connaître aujourd'hui toute la latitude ? et quoique je ne puisse avoir une idée compréhensive de ce qu'a pensé ce Savant, je suis persuadé que cette mauvaise conformation du poumon, comme *vice organique*, y contribue pour le tout.

Je m'explique :

Pour qu'un organe (*instrument propre aux êtres vivans*) soit bien conformé, il faut que les élémens organiques (1) de chaque systême qui le constituent organe *sui generis*, soient dans l'ordre convenable pour que ses divers systêmes

---

(1) Sont formés par la force vitale, et ces matériaux sont la gelatine, l'albumine, le gluten, l'huile et l'eau. Et ces élémens, eux-mêmes, se composent des élémens chimiques, substances simples, derniers élémens, et indécomposables.

(109)

élementaires eux-mêmes exercent harmonique-
ment leurs fonctions respectives , d'où doit nécessairement résulter le libre exercice des fonctions de l'organe qu'ils composent. Eh-bien !
un *Atôme* dans le sens d'Épicure , une *Monade*
dans celui de Leibnitz , que contiendraient d'é-
tranger les élémens organiques des divers systêmes , quelques *passifs* qu'ils fussent ; ils n'en
seraient pas moins *corps , substance , élémens
étrangers* à ces *élémens organiques* , et ceux-ci
aux systêmes qui le composent, conséquemment
à *l'organe entier ,* d'où résulterait aussi mathé-
matiquement que nécessairement *mala conformatio.*

Veut-on que Willis ait entendu par *mala
pulmonis conformatio* cette conformation *physique grossière* , assez sensible pour frapper nos
sens ? pourquoi la rejéterait-on ?

Le fils n'a-t-il pas le plus ordinairement , dès
le berceau, la physionomie de son père ? Ne
voit-on pas souvent une grande ressemblance entre tous les individus d'une même famille ? La

---

V. g. le carbone , l'azote , le souffre , le fer , le manganèse
qui se peuvent *oxigéner, brûler.*

L'oxigène , la chaux , la soude , la potasse, le radicale
muriatique, le calorique ; ces derniers sont *incombustibles...*
L'azote est la base de l'animale.

raison de ce phénomène nous est absolument inconnue, et nous la sera toujours ; mais le fait
est certain, et cela nous suffit. On voit assez
fréquemment encore, dans certaines familles,
des enfans qui naissent avec six doigts, ou avec
quelques autres difformités. Pour que tout cela
ait lieu, il faut donc qu'il existe entre les parens
et ces enfans, un certain rapport qui, à l'occasion de ce *vice organique,* produit cette conformation externe *héréditaire ?* or, pourquoi les
phénomènes que nous voyons arriver à la surface
externe du corps, ne pourraient-ils pas avoir lieu
à l'intérieur ? Si le fils hérite souvent de la figure
et de l'extérieur de son père, pourquoi ne pour-
rait-il pas recevoir de lui sa phisionomie intérieure ?

Tout le monde sait que les maladies *hérédi-*
taires sont celles que les enfans tiennent de leur
père ou de leur mère, soit que ces affections se
montrent dès la naissance ou dans un âge plus
avancé ; mais leur cause existe toujours *à primo*
conceptu : et elles consistent, ou dans un vice
organique que les enfans apportent en naissant,
et qui ressemble à un pareil vice qui existe chez
leur père ou chez leur mère, lequel avec l'âge ,
s'accroît et se développe, à une certaine époque
de la vie pour produire la maladie héréditaire :
ou bien c'est un vice des humeurs qui, par des

causes souvent inconnues , se développe à une
certaine époque de la vie. L'expérience n'a-t-elle
pas appris que dans quelques familles , lorsque
ceux qui la composent arrivent à un certain âge,
ils sont tous attaqués de la même maladie ? Les
uns ont le systême lymphatique affecté , les autres ont une disposition de l'organe pulmonaire
qui font que ceux-ci , à une époque presque déterminée de la vie , sont *hémoptoïques* ou *phthisiques pulmonaires* , ceux-là , *scrophuleux* dé-
clarés. D'autres ont l'organe *hépatique* conformé
de manière , qu'à un certain période de leur
vie , se manifestent tous les symptômes qui en
caractérisent l'affection. Enfin il est des familles
entières chez qui le systême dermoïde est tellement disposé , qu'à-peu-près au même âge , tous
ceux qui y tiennent sont affectés de *dartres.*

On ne confondra pas , je pense , les affections
héréditaires avec les *innées.* Les dernières sont
celles que les enfans apportent en naissant, qu'ils
ne tiennent point de leurs parens , mais qu'il ont
contractées dans le sein de leur mère. *L'acépha-
lie* , par exemple , ou *défaut de crâne* , n'est
que la dégénérescence d'une *hydrocéphalie* que
les enfans ont éprouvée : l'eau qui la formait a
brisé , en s'écoulant , les os du crâne et em-
mené avec elle la pulpe cérébelleuse qui était
délayée dans le liquide. Le manque de certains

membres que le vulgaire , et sur-tout les femmes,
attribuent à l'aspect d'infortunés mutilés qui auront fixé leur attention lorsqu'elles étaient enceintes ; cette mutilation des enfans naissans ,
n'est autre chose que le résultat de la *gangrene*
du membre qui manque , laquelle *gangrene* est,
à son tour , le résultat d'une *affection morbifique* qu'a éprouvé l'enfant durant la gestation.
Et ce qui constate cette assertion , c'est la *ci-
catrice* très apparente où a existé le membre.
Il faut en dire autant de toutes les *taches* qu'apportent les enfans en venant au monde , qui loin
d'être , comme bien des gens le prétendent , le
fruit des *goûts dépravés* des femmes enceintes ,
goûts dont à la vérité , la cause restera longtems
inconnue , n'ont leur vraie source que dans les
maladies qu'ont éprouvé ces enfans dans le sein
maternel.

On aura une juste idée de ce qu'on doit entendre par *vice organique ,* lorsqu'on saura que
ce n'est autre chose qu'un *défaut de conformation* qui lui-même est *une variété* de la *non
coordination ,* de la *disproportion de rapport entre les systêmes élémentaires de l'organe qu'ils
constituent.*

Toutes les actions que présente le corps humain,
sont-elles en effet autre chose que le résultat de
deux causes primitives , dont l'une est cette *force
organique*

organique qui fait effort au dedans de nous , cet *impetum* , cet *enormon* , qui est le principe de la vie , *principe vital ?* principe et fin de notre organisation , très-distingués des puissances physiques et chimiques. Ce ne sont point des lois ordinaires, des lois chimiques, mais des lois du principe qui agit dans toutes nos parties. L'autre cause *primitive* de *l'arrangement organique* (1) de chaque organe , d'où résulte l'emplacement respectif de chacun de ces organes , la même structure , le même ordre d'arrangement , les mêmes effets , les mêmes fonctions de chacun de ces organes et du rapport respectif de ces mêmes fonctions les unes sur les autres , et toutes réunies sur l'économie animale, d'où dépend encore le mode constant de l'accroissement respectif de tous les *systêmes d'organes* , et leurs modifications ; tout cela , dis-je , tient à la *figure* , à la *forme* des premiers *linéamens* des organes qui changent en raison de la *figure* et de là *forme* de ces *linéamens*.

De même que le rapport de *volume* des viscères abdominaux et de leurs *fonctions* , et leur *rapport* entre-eux , donnent des variétés dans les *rapports* et les fonctions qu'ils doivent mu-

---

(1) Organisation ou texture particulière qui n'appartient qu'aux organes.

H

tuellement exercer , de même aussi la *figure* , la *forme* et le *volume* de l'organe pulmonaire donnent des variétés dans les *fonctions* qu'il doit aussi exercer. Ainsi comme les alimens pris , par un estomac faible , à raison même des fluides qui y pleuvent , donnent des résultats relatifs à la *qualité* , au *volume* de ces alimens , et relatifs à ceux de l'estomac et des sucs qui y sont versés et de leurs dispositions particulières ; de même aussi , *l'air* , les autres *substances* qui sont introduites dans le poumon , et les *fluides* qui le parcourent , donnent des *variétés* dans les *rapports* des *fonctions* que doit exercer cet organe, à raison de ses dispositions intrinsèques particulières.

En un mot , le rapport des parties au tout , donne *l'organisme* ou le *système entier de l'animal.* De ces principes , j'en conclus la certitude de l'existence des *vices organiques* , *héréditaires* , et de plus encore la *transmission* des *virus* , et spécialement du *tabidique pulmonaire.*

Et sans que je m'en doive occuper ici , ne sait-on pas que les maladies accidentelles et particulières , déterminent fréquemment des variétés dans les *formes* et les *figures* des organes.

J'ai dit que la phthisie pulmonaire consistait dans le développement d'un *virus sui generis :* mais, dira-t-on , qu'est-ce qu'un *virus* !

C'est , répondrai-je , un fluide échappé d'un corps malade , porté dans un corps sain , qui donne , à ce dernier, la même maladie. Ce fluide est une excrétion morbifique , une dégénérescence , produit du mode d'excrétion du solide; lequel produit , résulte , à son tour , d'un mode d'action occasionné par un irritant spécifique.

Eh ! qu'on ne s'y trompe pas , il y a une grande différence entre un *irritant* et un *stimulant*. Le premier détermine un *mode d'action* qui n'existait pas : le *stimulant*, au contraire , en rappele *un* qui existait déja , sans changer la composition de la partie.

Un dialecticien traitera de cercle vicieux la définition que je donne ici du *virus* ; mais la réponse à son argument par une autre *pétition* de *principe*, le satisfera-t-elle davantage ?

Si en effet je m'interroge sur , par exemple , la nature des *élémens principes*, sur celle aussi des *virus* scrophuleux , syphilitique , variolique, scarlatineux, vaccin, scorbutique etc. etc. , comment la démontrer autrement que par ses effets qui seuls nous sont connus? et quoique inaccessibles à nos faibles lumières , ces *virus* en sont-ils moins des êtres réellement existans? Pourquoi en admettant nécessairement ceux-ci , rejéterait-on le *tabidique* pulmonaire ? ses effets sont-ils et moins connus et moins sensibles ? Il est difficile de savoir , j'en conviens , comment ce *virus* se transmet de générations en générations , et souvent même *per saltum* ; mais que nous importe le *quomodo* , le fait est , cela doit nous suffire. Que de maladies se transmettent même *per saltum* ! Que d'exemples nous en fournissent les scrofules , l'épilepsie , le rachitis , etc.. Si vous croisez les races , avec le tems, ces germes destructeurs de l'espèce humaine disparaissent. Et comment encore ? qui nous le dira ? Que d'opérations de la nature restent couvertes d'un voile impénétrable !

Mais le Médecin serait-il moins bon observateur que le vulgaire qui n'a pas laissé échapper l'occasion de remarquer que des enfans étaient poitrinaires parce que leurs auteurs étaient morts de semblable affection de la poitrine. Quel est le praticien qui n'a pas l'expérience qu'un individu sain est devenu phthisique pulmonaire pour avoir cohabité avec un phthisique ou parce qu'il aura fait usage de ses vêtemens ? L'expérience de tous les siècles aurait dû , depuis longtems , nous présenter comme vérité de fait plutôt que comme problême , la question qui nous occupe , et je la crois résolue quoique nous ne connaissions pas le mode de sa transmission. Comme *virus contagieux* , on conçoit bien plus facilement comment il passe d'un malade à un individu sain.

En effet, les miasmes s'échappent du corps d'un pulmonique et de ses vêtemens, sur-tout si on en fait usage ; Ces miasmes s'insinuent au moyen des absorbans. Ils ne manifestent point d'abord un changement dans les solides ni dans les fluides ; ils se répandent dans tous les systêmes vasculaires, et parvenus dans le sanguin, comme il n'est aucun des vaisseaux de cet ordre qui ne porte et ne rapporte le sang dans ceux du poumon, là, ce *virus* s'y fixe, sans doute, jusqu'à ce que l'occasion se présente d'exercer son action.

On ne confondra pas, je pense, la contagion avec l'épidémie ; l'on sait d'avance qu'une maladie contagieuse dépend d'un *virus*, d'un *irritant spécifique*, qui se communique par le contact médiat ou immédiat d'un sujet qui en est affecté à un individu qui est sain. L'épidémie au contraire attaque tout un pays, en franchit même quelquefois les limites pour sévir indistinctement sur tous les individus : ce qui tient à une cause générale répandue dans l'atmosphère, qui étend son influence sur tous les habitans.

Au reste, quand j'avouerais ne pas connaître le vrai siège du *virus tabidique pulmonaire*, jusqu'à ce qu'il entre en exercice, cette ignorance ne serait pas plus coupable que celle où sont tous les médecins, sur ce que deviennent les matières qui occasionnent une éruption dartreuse spontanément rentrée ou indiscrétement réper‑cutée, dont cependant les effets sont, le plus souvent, insensibles, celle des scrophules, de la vérole, etc. etc.., jusqu'à ce qu'elles se soient manifestées par leurs symptômes respectifs.

Enfin voudrait-on que je donnasse la raison de l'élection que fait ce *virus* d'exercer ses rava‑ges plutôt sur le poumon que sur tout autre or‑gane ? je n'en suis pas plus instruit que de l'affi‑nité que l'on assure exister entre le principe irri‑tant des cantharides et l'organe sécréteur des urines, que de celle du mercure avec toutes les glandes buccales, que de celle du virus scro‑phuleux avec le systême glanduleux lymphatique et les articulations des membres thorachiques et pelviens ; non plus que de celle du virus syphi‑litique avec le voile du palais et cette voute osseuse elle-même, et enfin avec la substance propre et intime de tout le systême osseux.

Il est probable que de même que les différens exanthêmes ont besoin, pour se développer, d'un tems plus ou moins long, proportionné à celui que les miasmes contagieux emploient à parvenir à une espèce de *matùrité*, et à se ré‑pandre dans toutes les différentes parties du corps ; de même aussi, il faut, sans doute, au *virus* dont nous parlons, un tems et une occa‑

sion déterminés pour exercer son action, et se manifester ? et quoique *irritant spécifique*, son action et son développement ne peuvent avoir lieu qu'en raison de la prédisposition qu'il rencontre, et l'action simultanée de sa puissance.

Quelquefois il diminue la durée de la prédisposition de l'individu, et le fait passer très-promptement à l'état d'une maladie réelle: d'autres fois, lorque la prédisposition est faible, il l'élévera au plus haut degré dont elle soit susceptible, sans cependant produire la maladie. A quoi donc attribuer ces variétés d'action, si ce n'est à la manière dont en sont affectés ces individus ? N'est-il pas prouvé que ceux qui, par exemple, travaillent dans une atmosphère pulvérulente, les uns périssent phthisiques étant encore très-jeunes, tandis que les autres ne meurent que de vieillesse, sans avoir jamais éprouvé la plus légère affection du poumon. C'est ce que j'ai eu occasion d'observer fréquemment sur les carriers, à FONTAINEBLEAU, Ville où cette classe d'artisans est très-nombreuse. Enfin si la prédisposition est très-légère, ce *virus* la fera disparaître entièrement. Ce dernier effet a lieu lorsque le corps n'est point soumis à l'action des puissances nuisibles en général, sans lesquelles le *virus* n'exerce aucune influence sur l'individu.

Jetons maintenant un coup-d'œil rapide sur ce que l'on appele ordinairement la vie animale (1) qui se partage en quatre états différens ; savoir, la santé, la prédisposition à la maladie, la maladie elle-même et la convalescence.

La santé consiste dans l'exercice agréable, facile et régulier de toutes les fonctions de l'économie animale.

La prédisposition ou la disposition à la maladie, *opportunitas*, est l'état prochain où est le corps entier, ou un organe seulement, pour recevoir une nouvelle qualité, une nouvelle modification, et pour parler le langage de Brouw, l'état le plus rapproché de la maladie, mais qui présente encore les apparences trompeuses de la santé. Cette disposition tient donc le milieu entre la maladie et la santé.

La maladie consiste dans un dérangement grave, un exercice pénible et douloureux de toutes les fontions de notre économie, ou seulement des fonctions de quelque organe en particulier, d'où résulte un effet nuisible capable de s'étendre à tous les systêmes de l'économie.

_____

(1) Certaines fonctions qui se font dans nous par l'intermède du cerveau, auxquelles le *principe vital*, *l'âme*, a beaucoup de part. V. g. les sensations, la veille, le someil, le toucher, le goût, l'odorat, la vue, l'ouie, le mouvement musculaire, etc.

La convalescence est l'état intermédiaire entre la maladie et la santé. Chaque maladie a une convalescence qui lui est propre, et chaque convalescence est exposée à des dangers particuliers.

Pour peu que l'on étudie, avec attention, l'animal dans l'état de sa santé, on est singu-lièrement frappé, bien moins de l'excellence et de la variété de ses fonctions, que de l'ordre dans lequel elles se succedent, de la dépendance qui les subordonne les unes aux autres, et du secours qu'elles se prêtent mutüellement pour concourir au même but. C'est cet accord et cette harmonie vraiment palpables qui ont forcé tous les médecins philosophes à reconnaître dans l'animal vivant, un principe unique de la vie ; principe également présent dans toutes les par-ties de l'animal ; principe qui produit dans l'a-nimal tous les mouvemens, qui les soutient, qui les modère, qui les dirige, et qui les fait tous converger vers la *longévité* ; et pour me conformer au langage de l'École, j'appelerai ce principe *nature*.

J'entends par *nature, le principe de tous les mouvemens, de toutes les résistances, de tous les efforts, qui dans l'animal ne dépendent point de la volonté, et supposent essentielle-ment la vie.*

Nous dirons donc avec Galien , que c'est la *nature* qui , sans avoir eu besoin elle-même d'instruction ni de maître , apprend à l'animal qui vient de recevoir le jour , à chercher sa nourriture par l'action combinée d'une foule de muscles qu'il meut pour la première fois ; c'est la *nature* qui , par le mystère secret de la digestion , approprie à la substance de l'animal , une substance qui lui était étrangère , et donne à ce mixte nouvellemennt vivifié , mille formes différentes , selon la diversité des solides sur lesquels elle le fixe , ou la diversité des liqueurs avec lesquels elle le confond ; c'est *la nature* qui dans des tems marqués , et dans un ordre invariable , développe d'abord tous les organes de l'animal , et qui en modère ensuite l'exercice d'une manière toujours proportionnée à la force de ces organes et à ses propres besoins. C'est *la nature* qui préside à toute l'economie vitale , depuis le premier instant de la formation de l'animal , jusqu'au moment de sa destruction ; et qui le fait passer successivement par tous les états propres de son espèce , pour le conduire insensiblement au terme nécessaire de sa destruction physique , qui est *la mort*.

Ce terme n'arriverait jamais , et l'homme serait *immortel* , si l'énergie de la *nature* était infinie , ou qu'elle ne rencontrât aucun obstacle dans son activité. Mais d'un côté les forces de la *nature* sont limitées, et de l'autre, les obstacles sont multipliés. Ces deux causes réunies, rendent en général la *mort* inévitable : elles doivent donc aussi, selon la variété des circonstances, la hâter ou la retarder, et rendre par conséquent la durée et la perfection de la vie dans les individus, fort inégales.

Pour mieux rendre notre pensée, regardons d'abord (ce qui est connu de tout le monde) que la vie totale de l'animal, consiste dans une suite de mouvemens plus ou moins essentiels, appelés dans les Écoles *fonctions* ; et que la nature exerce ces mouvemens, par le moyen d'un certain arrangement de parties, douées elles-mêmes d'une espèce de vie particulière, que nous avons appelées *organes* ; de sorte que les *forces* appartiennent en propre à la *nature*, tandis que les organes ne sont que les *instrumens* dont la *nature* se sert pour appliquer ses *forces*.

Remarquons en second lieu, que l'animal, comme être vivant, est environné, enveloppé, et comme pénétré d'une infinité de corps absolument étrangers à sa vie. Parmi ces corps, les uns agissent continuellement par leurs qualités physiques et mécaniques, (Ces dernières dépendent de l'arrangement des parties sensibles des corps, comme de sa masse, de sa figure, de son volume , etc. ; les qualités physiques sont toutes celles qui dépendent d'une cause plus cachée , et qui ne nous est connue que par ses effets) sur les organes de l'animal , et ces organes doivent leur opposer une résistance *vitale* ; les autres doivent essuyer de la part des organes , une action véritable , qui triomphe de la résistance que lui opposent ces corps par leurs qualités physiques et mécaniques. C'est au milieu de cette action et de cette réaction continuelle des organes vivans contre tout ce qui est étranger à leur vie, que la vie totale de l'animal se soutient.

Tant que , dans cette réciprocité de mouvemens , la *nature* n'a besoin d'employer qu'un degré de force proportionné à son énergie radicale , la vie de l'animal est pleine et entière, ou , ce qui revient au même , l'animal est dans un état de santé parfaite. Mais si , par des circonstances quelconques , avec l'emploi ordinaire des forces , les organes éprouvent une action supérieure à leur résistance , ou une résistance supérieure à leur action , il faut nécessairement que l'intégrité des fonctions en soit lésée ; et telle est , la première source dans laquelle vont se confondre indistinctement toutes les maladies qui affligent l'humanité. Même les maladies qui naissent des affections de l'âme , rentrent dans cette loi générale ; car la résistance primitive qu'é-

prouve la *nature* , se trouve alors dans l'irré-
gularité des mouvemens produits par l'influence
de l'âme sur le corps. Or, cette influence est une
force supérieure et comme étrangère à la *nature*.
Cette insuffisance des forces ordinaires de la
nature , en nous donnant un principe nécessaire
de la maladie , ne suffit point pour nous donner
une idée exacte et complette de la maladie elle-
même. Jusque-là , ce n'est qu'un défaut d'équilibre , duquel il peut bien résulter un ralentisse-
ment , ou même une cessation de mouvement
dans la partie , ou dans le tout , mais duquel il
ne résulte encore rien qui ressemble anx phénomènes que présente l'animal *malade*. C'est un
dérangement *machinal* ; ce n'est point encore
une *maladie animale*.

Ce qui dans l'animal forme essentiellement le
caractère de la *maladie* , et en perfectionne
exactement l'idée , c'est l'effort que fait indis-
pensablement la *nature* pour surmonter l'obstacle qui lui résiste , ou repousser l'aiguillon qui
la presse ; et cette seconde source des symptômes
morbifiques ne nous parait ni moins nécessaire ,
ni moins générale que la première. En effet , la
sensibilité et la mobilité , ces deux facultés dis-
tinctives de la vie , étant étroitement unies l'une
à l'autre , et la *nature* , qui est la dispensatrice
de tous les mouvemens , étant en même tems le

siège de toutes les sensations , on ne saurait concevoir qu'elle éprouve un obstacle dans le jeu de ses organes , sans qu'elle s'en apperçoive ; ni qu'elle s'en apperçoive sans qu'elle s'en afflige ; ni qu'elle s'en afflige , sans qu'elle s'agite , et que par un nouvel emploi , ou une nouvelle direction de ses forces , elle cherche à le surmonter. Ce combat n'est que l'inquiétude et l'agitation d'un principe sensible qui cherche à repousser une sensation incommode. Il doit donc nécessairement naître avec la *maladie* , l'accompagner dans tous ses tems , et ne se terminer qu'avec elle.

La *nature* qui dirige toutes les opérations de l'animal dans l'état de santé , ne l'abandonne point dans l'état de maladie ; elle tend par son essence à la *longévité* ; et elle ne saurait voir cette *longévité* menacée , sans s'efforcer , par tous les moyens qui sont à sa portée , de dissiper ou d'éloigner le danger : et c'est dans la vue seule de se délivrer de ce qui la fatigue qu'elle excite ces efforts.

Il reste prouvé que dans l'animal sain ou malade , la *nature* est dans un état continuel d'action et de réaction contre tout ce qui peut exciter sa sensibilité , ou plutôt son irritabilité. Il est donc évident que tout ce qui nous environne, contribue à la modification actuelle de nos forces : et par conséquent un verre d'eau de plus

(127)

ou de moins, donné un quart d'heure plutôt ou plus tard, etc., opère dans nous un changement réel. Mais il est évident aussi, que nous sommes faits pour vivre au milieu d'une foule d'êtres, dont l'influence change sans cesse à notre égard. Nous devons donc être susceptibles en effet, d'un certain nombre de modifications qui, quoique différentes en elles-mêmes, deviennent indifférentes relativement à notre vie. Il doit donc y avoir, et il y a en effet pour nous une sphère de changemens qui, quoique très-réels, doivent être regardés comme nuls, parce qu'ils importent peu à notre conservation. Cependant la sphère des changemens indifférens, varie dans les individus ; elle est plus grande dans ceux qui sont plus robustes ; dans ceux qui sont plus faibles, elle est plus étroite. L'étendue de cette sphère est la meilleure règle pour juger de la force du tempérament, ou la mesure la plus exacte de la santé individuelle. Ce serait abuser des mots que d'appliquer dans une maladie le nom d'*action*, à ce qui ne peut occasionner dans le malade aucun changement qui excède l'ordre de ces changemens indifférens.

Je le répéte : la maladie renferme d'abord l'idée d'un principe morbifique quelconque, faisant fonction d'obstacle mécanique et matériel, qui rend les forces ordinaires de la vie, insuffisantes

pour l'intégrité des fonctions ; elle renferme ensuite l'idée du principe *vital* , où de la *nature*
qui s'appercevant de la résistance qu'elle éprouve,
s'agite toujours en quelque manière et trouble
elle-même l'ordre de ses mouvemens , jusqu'à ce
qu'elle retrouve , entre les résistances étrangères
et ses propres forces , cette heureuse harmonie
sans laquelle sa propre sensibilité lui est à charge.

Or , pour peu que l'on examine attentivement
la différence qu'il y a entre les objets auxquels se
terminent ces deux sortes d'actions , il ne sera
pas difficile de découvrir dans ces objets mêmes ,
que le *principe morbifique* , sous quel point de
vue qu'on l'envisage , est toujours le centre auquel se rapporte, et le pivot sur lequel roule
toute la maladie. C'est ce principe morbifique
qui , ou par son influence mécanique , ou par les
efforts qu'il excite dans la *nature* , prépare , soutient et prolonge tout l'appareil des symptômes.

La *nature* destinée par son essence à veiller à
la conservation de l'individu , n'abandonne jamais cette fonction importante ; elle s'en occupe
avec d'autant plus de soin , que sa vigilance devient plus nécessaire. Rencontre-t-elle quelqu'obstacle dans l'ordre des mouvemens dont le concours
forme la perfection de la vie , elle s'agite et se
trouble ; mais dans ce trouble même et cette
agitation , qui augmentent en apparence la con-

fusion

fusion et le désordre, elle n'a réellement pour but que de rétablir l'harmonie dont elle a été forcée de s'écarter, et dans tout état possible de maladie, il est presque rigoureusement vrai que la nature se sert presque toujours de ce qui reste à l'animal, pour tâcher de lui faire retrouver ce qu'il a perdu.

On distingue aussi quatre stades dans la maladie. L'invasion, le progrès, l'état et la terminaison.

L'invasion est l'époque où les premiers symptômes se manifestent. Rendons ceci sensible par un exemple.

Si une démangeaison, une cuisson suivies bientôt d'un commencement de rougeur, se font remarquer sur une partie, il est constant qu'à ces signes on reconnait l'invasion d'une phlegmasie. Si la rougeur et sur-tout l'intumescence ou l'espèce d'augmentation de volume de la partie se déploye, et qu'en même tems une grande quantité de calorique s'y fixe, ce tems durant lequel ces symptômes s'accroissent, donne le progrès de la maladie. La phlegmasie parvenue au plus haut degré, c'est l'état ; mais il ne dure pas longtems, elle prend une terminaison : c'est alors le dernier tems de la maladie.

Quelquefois, et ce cas est rare, la phlegmasie ne parcourt pas tous ces stades, parce qu'elle est arrêtée au milieu de sa course, disparait subitement et avorte. Ce retour subit à la santé se nomme *délitescence*.

Il arrive aussi, et assez fréquemment, que la cause irritante qui a excité la phlegmasie, se déplace d'une manière si prompte, qu'en un *instant de raison* elle abandonne la partie qu'elle affectait, et va se fixer ailleurs ; cette transition de la matière morbifique d'un lieu à un autre, est ce qu'on appele *métastase*.

Il importe trop à mon sujet que l'on connaisse bien les diverses terminaisons de la phlegmasie, pour que je ne les retrace pas toutes ici.

Ainsi donc, celle, heureusement la plus ordinaire, consiste, comme je l'ai déja dit, dans le rétablissement du rapport entre la nature des fluides et la sensibilité respective des vaisseaux qui avaient été le siège de la phlegmasie. C'est la cause unique qui alors empêche les globules rouges de passer dans les vaisseaux à fluides blancs, et de ce rapport résulte le retour de la partie à son état naturel.

Si la matière de l'engorgement qui formait l'augmentation de volume de la partie phlogosée, se convertit en pus, la phlegmasie s'est alors terminée par suppuration, qui consiste dans la formation d'une humeur dont la nature et les qualités different selon la nature de l'élément des fluides exhalés dans la partie phlogosée et le mode de sensibilité des exhalans.

Si la suppuration a lieu dans le tissu cellulaire interposé entre nos organes ou dans celui intermédiaire entre les systêmes organiques qui constituent le parenchime de chacun des organes, dans ceux parenchimateux, il en résulte une collection de pus, et c'est là ce que l'on nomme proprement un *abcès*. Si cette collection purulente a son siége dans le tissu celluleux interlobulaire du poumon, c'est une *vomique*.

Les *abcès* présentent des différences très-essentielles relativement à l'endroit où se forme le pus, et à celui où il se manifeste. De là les *abcès idyopatiques*, c'est-à-dire, qui se forment dans l'endroit même où la phlegmasie a son siège, à laquelle l'abcès a succédé. En *symptómatiques*, dont le pus vient de loin et se manifeste dans un lieu autre que celui qui a été le siège de la phlegmasie.

Aussi arrive-t-il souvent que le pus étant formé, l'exercice des fonctions de la partie où il réside, lui imprime un mouvement, une pression capables de lui faire surmonter la résistance que lui oppose le tissu cellulaire : ce mouvement, cette pression lui frayent une route à travers ce tissu, par lequel il va se manifester ailleurs.

Si, par exemple, il se forme de la suppuration d'une manière lente, à la suite d'une phlegmasie sourde, latente du poumon, voici ce qui ar rive alors dans son tissu celluleux interlobulaire et dans la membrane séreuse qui revet cet organe. Les mouvemens de la respiration impriment au pus formé dans ce tissu cellulaire , une pression qui le porte du côté où la résistance est la moin- dre ; le pus ainsi pressé , fuse dans ce tissu inter- lobulaire et se fraye , en écartant ses lames , une route plus ou moins large , directe ou oblique , jusqu'à ce qu'il arrive à un point du thorax où il s'amasse , soulève les tégumens et produit des tumeurs qui se reconnaissent par la fluctuation qu'il est facile d'y exciter.

D'autres fois , ce mécanisme n'a pas lieu ; car quoique le poumon ne cesse jamais d'être en ac- tion , souvent néanmoins le pus qui s'y forme est disséminé et infiltré dans le tissu interlobulaire, de manière que si on ouvrait la partie phlogosée lorsque la suppuration commence à s'établir , on trouverait une infiltration purulente ayant une consistance assez grande. A mesure que la suppuration avance , le pus déchire et rompt , sans les détruire , les feuillets du tissu cellulaire; il se ramasse alors peu-à-peu dans un foyer qui commence par une tumeur circonscrite au cen- tre de l'engorgement , et versé par degré de la circonférence de la tumeur vers son centre , il écarte les parties , déchire les petits vaisseaux , les filets nerveux , et finit par se creuser une poche formée par l'écartement des parties voisines , et en même tems il soulève dans cette partie la surface de l'organe , de manière que la tumeur s'élève en pointe et s'amolit , la surface qui recouvre cette tumeur va en s'amincissant de plus en plus , et enfin se déchire , la matière purulente sort , et dès lors les parois du foyer s'affaissent et reviennent sur elles-mêmes.

Si à la suite d'une pleuro-péripneumonie latente mal jugée , sa terminaison a lieu par la suppuration , la matière est lactescente , séro-purulente , parce qu'elle tient de la nature du pus que donne le tissu celluleux interlobulaire du poumon , et de la nature de celui que fournit la plevre. Cette exhalation séro-purulente a constament lieu dans le thorax , d'où résulte *l'empyéme*.

Si la plevre seule avait été phlogosée , cette membrane s'épaissit , il se forme des expansions qui divergent fréquemment , et à la substance pulmonaire et à la plevre costale , occasionne des adhérences telles que l'exercice des fonctions de cet organe en est très-gêné.

L'empyéme ne peut jamais être le résultat de l'ouverture d'une *vomique* ou *kiste purulent* ; car , ou la phlegmasie qui l'a occasionné a eu son siège vers l'origine des bronches , alors le pus se fait jour vers cet endroit et le malade le rend par la trachée artère ; ou bien cette phlegmasie était vers l'extérieur du poumon, dès lors sa surface contracte des adhérences avec la plevre, la nature pousse la matière purulente du côté des parois du thorax, elle s'infiltre dans le tissu cellulaire, vers l'extérieur où il se manifeste un *abcès*.

En général le tissu interlobulaire du parenchime pulmonaire, est plutôt le siège de la *vomique* que l'extérieur de cet organe ; c'est donc dans son épaisseur que s'y forme cet *abcès*. Comme lorsqu'il a lieu, ce n'est qu'à la suite d'une péripneumonie latente chronique mal jugée, et que la phlegmasie de la substance propre de cet organe, a plutôt son siège vers les bronches que par-tout ailleurs ; il s'y fait donc une exudation puriforme, le malade a un goût de pus dans la bouche. Si cette vomique peut se faire jour par les bronches, si en sortant elle ne suffoque point le malade, il peut en guérir, ou bien elle dégénère en ulcére, et celui-ci développe *le virus tabidique pulmonaire*.

Si la phlegmasie attaque les membranes muqueuses, si elle n'est pas violente, la suppuration n'est que l'exhalation plus abondante du mucus qui prend une consistance et une couleur différente à raison que ces exhalans changent de mode de sensibilité, ou par rapport à eux, ou parce que leurs fluides naturels se sont altérés. Ces exhalans versent alors des fluides qui leur sont étrangers et qui diffèrent essentiellement les uns des autres : c'est pourquoi ils ont d'abord une consistance et une couleur particulière si différente, et cette dissemblance augmente d'autant que la multiplicité des fluides versés est plus grande.

Ainsi la matière purulente de la membrane muqueuse du poumon, de celle pituitaire, suite de la phlegmasie de ces tissus, n'est-elle pas de même nature que celle résultant de la phlegmasie ou du tissu celluleux interlobulaire du poumon ou de la membrane séreuse qui revet cet organe ? Cela tient, l'ai-je déja fait remarquer, à la nature des élémens de chaque fluide exhalé, et au rapport qu'il y a entre ces fluides et la sensibilité organique de chaque espèce d'exhalans : rapport tel, que ces élémens seuls peuvent être admis par les vaisseaux qui rejetent et repoussent les autres tant qu'ils ne changent pas de mode de sensibilité.

Cette théorie n'est-elle pas préférable à celle que donnent Fourcroy et Vauquelin pour expliquer les variétés de consistance et de couleur qu'exhale la membrane muqueuse des fosses nazales lorsqu'elle est atteinte de phlogose ? Selon ces savans, ces changemens sont, d'après leurs expériences, dûs à l'action du *gaz oxigène.*

Mais est-ce à l'oxigénation de ces fluides muqueux qu'il faut attribuer l'expectoration *variegata* dans le catarrhe pulmonaire, la même variété qui se manifeste dans le catarrhe de la vessie, dans celui du canal urétral, dans la matière exhalée du vagin chez les femmes, ce qui manifeste le catarrhe de la membrane qui le revet intérieurement; affection connue sous le nom de fleurs blanches? Par où donc se sera introduit l'oxigène dans la vessie ? sans doute par les urètères ? dans le vagin par les *hyatus* des trompes utérines ? dans le canal de l'urètre ? sans doute, par la matière elle-même qui bien analisée, se trouvera être sur-oxigénée ? pour le canal intestinal, la voie est toute trouvée, constament ouverte ? quant au *cerumen* des oreilles, sa couleur, sa consistance tiennent aussi, sans contredit, à cette même cause ?

Le poumon contient, comme l'on sait, des glandes et des vaisseaux lymphatiques, là, comme toutes les autres parties du corps qui en sont pourvues, le fluide qui traverse ces organes peut se concréter, se durcir même et former des obstructions irrésolubles. En outre le nombre infini de vaisseaux sanguins d'une ténuité extrême, lors de l'irritation qu'y occasionne la phlegmasie, laissent exuder par leurs parois, la

partie séreuse la plus ténue du sang qui y cir-
cule, cette sérosité unie, aussi, à celle qu'exha-
lent les aréoles du tissu cellulaire, venant à se
concréter, il en résulte des indurations souvent
partielles, et le plus souvent encore qui sont dis-
séminées dans tout l'organe pulmonaire : de là
son état squirrheux.

Enfin la dernière terminaison de la phlegmasie, c'est la gangrene, qui consiste dans l'abolition
tion ou l'extinction du mouvement, du sentiment, de toute action organique dans la partie.

En faisant l'application de ces prénotions à
l'affection dont je traite, et rapprochant tout ce
que j'ai dit des causes prochaines et éloignées,
de la marche uniforme qu'elle suit depuis son
invasion, jusqu'à ce qu'elle se soit échangée en
une autre, ou qu'elle se soit terminée par la résolution qui rétablit le sujet dans l'état où il était
avant qu'il fut malade, il ne restera plus au no-
sographe que d'assigner le cadre où doit être
placée la phlegmasie latente chronique du poumon. Par là, en même tems, il aura analysé
deux maladies, celle d'abord dont nous parlons
et enfin la phthisie pulmonaire qu'il aura aussi
tirée du cahos où les Ecoles et les auteurs l'ont,
jusqu'à présent, constament tenue, en confondant
cette dernière avec la première, et ne faisant de
l'une et de l'autre qu'une seule maladie décorée

du vain titre d'affection à *trois degrés* ; tandis que dans toutes les autres affections , ils admettent quatre tems savoir : l'invasion , le progrès , l'état et la terminaison.

Au reste une longue série d'argumens serait inutile pour prouver la fausseté de la doctrine des trois degrés de la phthisie pulmonaire , dans le sens qu'on l'a constament enseigné jusqu'à présent ; un seul suffira pour détruire cet échafaudage , ainsi que la méprise où sont tous les médecins , en prenant la phlegmasie latente chronique pour la phthisie pulmonaire.

Voici cet argument :

Ea quae non sunt eadem uni tertio cum quo convenire deberent non sunt eadem inter se. Atqui ex tribus phthiseos gradibus nullus est qui convenire possit cum duobus aliis. Namque inter se convenire nequeunt nisi symptomatibus : atqui ex jam probatis symptomata phlegmasiae latentis chronicae pulmonum et phthiseos pulmonalis inter se maximum esse discrimen sat notum. Ergò tres illi gradus inter se non conveniunt ; ergò non sunt iidem morbi ; ergò non idintificantur.

Aliundè morborum discrimen naturâ ipsâ mali non solùm oritur , sed etiam ex mutatione morbo allatâ in organo cujus est sedes. Sic, in phlegmasiâ, sanguis capillaria nimis implet: in indura-

tione, lympha stat in organo glanduloso vel in
telâ cellulari infigitur cujus indurationem pro-
ducit : in aggregatione verò materiae purulen-
tis, etc. etc.

Je me bornerai à donner un seul exemple d'une
des phthisies qu'admettent les auteurs , et d'a-
près ce tableau , le lecteur impartial , qui conséquemment ne se laisse entraîner ni par d'antiques
erreurs , ni par respect pour les graves autorités
qui les favorisent encore de nos jours, ce lecteur,
dis-je , par ce seul trait , jugera ce que l'on doit
penser des trois degrés de la phthisie que per-
sistent d'enseigner des médecins d'un grand mérite et d'un grand nom.

Baumes , dans son traité sur la phth. pul. p.
132. v. 2. s'exprime ainsi qu'il suit :

» L'influence et l'action des causes de la pulmonie pituiteuse, montrent qu'il sur-abonde dans
la masse des liquides , des humeurs inertes , en
même tems qu'il manque aux organes , sur-tout
à la force des vaisseaux , le pouvoir de les ani-
maliser complétement. Surchargés de ces sucs
grossiers , les fluides en se portant dans les viscères susceptibles d'engouement tels que le poumon , opèrent des congestions lentes qui finissent
par y affaiblir considérablement les facultés organiques ».

» La stagnation de ces fluides grossiers , l'état

débile de l'organe qu'ils engouent, les efforts suc-
cessifs de l'action vitale des solides , les secousses
irritantes de la toux habituelle , tout ne doit-il
pas aboutir à des désordres mortels » ?

« Les solides s'échauffent , s'altèrent par une
inflammation sourde , latente , incomplette »...
Les sucs croupissans se dépravent , s'atténuent ,
s'alcalisent ; leur impression sur le parenchime
organique , est destructive et corrodante , ulcé-
reuse : ainsi se forme cette redoutable affection
dont les causes premières et renaissantes , consistent dans des sucs *vapides* , grossiers , muqueux,
dont le foyer primitif réside dans la faiblesse de
la faculté animalisante et digérante ».

Que doit-on penser d'après la doctrine des trois
degrés , du prix qu'attachent certains médecins,
dont les noms ne semblent être prononcés qu'a-
vec une certaine vénération ! que faut-il penser
de la victoire qu'ils croient avoir remporté sur
la mort , en triomphant de la phthisie pulmonaire qu'ils ont radicalement guérie , guérisons
qu'ils décorent du glorieux titre de *traitemens
houreux* ? Je leur rends cette justice qu'ils ont
bien traité ; mais je leur dirai , et surtout à celui
qui nous donne 16 observations comme garantie
de ses rares talens , à celui-là , je ne lui contes-
terai point d'avoir traité une affection de la poitrine , mais non celle connue sous le nom de la
phthisie. Il doit se tenir content de ce tribut.

CHAPITRE VIII.

Traitement de la Pleuro-péripneumonie latente chronique.

L'Éréthisme général bien constaté par la sécheresse, la chaleur de tout le systême dermoïde, par le desir ardent qu'éprouve le malade, de la boisson, par la gêne de la respiration qu'occasionne le grippement des vaisseaux pulmonaires irrités par la cause prochaine de la maladie, et encore distendus par l'afflux trop grand du sang qui y stagne, éréthisme bien constaté encore par la constipation opiniâtre, par la rareté des urines : ce spasme de tous les systèmes à la fois, nécessite donc et sans délai, l'usage des adoucissans, des rafraichissans, en un mot, de tout l'appareil antiphlogistique du premier ordre. Aussi la première chose qu'ait à faire le médecin, c'est de conseiller la *saignée.*

ARTICLE PREMIER.

De la saignée.

Dans cette affection, le moyen de guérison le plus efficace, c'est la section de la veine. Mais il faut bien se garder de suivre l'exemple de ces praticiens qui la conseillent sans distinc tion ; sans but, manœuvre non moins dangéreuse que celle de ceux qui n'y ont jamais recours.

L'évacuation par la saignée plus qu'aucune autre, diminue les forces du malade, relâche la fibre musculaire, énerve le principe de la vie selon la quantité de sang que l'on tire et la répétition qu'on en fait. Il ne faut donc, dans cette circonstance, ne l'employer qu'avec une extrême retenue, et ne la répéter jamais sans une nécessité évidente. Ce n'est point telle ou telle qualité du sang qu'il faut consulter en la faisant, puisque la couleur et la consistance de ce fluide tiennent à des causes totalement distinctes de la maladie. Le médecin ne doit jamais perdre de vue ce précepte de CELSE. » *Interest enim non quae etas sit, neque quid in corpore intus geratur, sed quae vires sint* ». CELS. lib. 2. c. 6.

Ainsi donc, la saignée doit être pratiquée selon les circonstances de la maladie, et l'exigence du cas. La quantité du sang qu'on évacuera, doit en général être proportionnée au tempérament du malade, à l'intensité de la phlegmasie, et même aux causes qui l'ont produite.

Dans les adultes sanguins, forts, vigoureux, chez qui l'irritabilité est très-grande, chez ceux dont l'inflammation latente a pour cause la rétention, la suspension d'un flux sanguin habituelle, il faut multiplier davantage les saignées et les faire plus copieuses.

Dans les enfans, les vieillards, dans les sujets où la lymphe domine, dans ceux aussi qu'on nomme pituiteux, on les multiplie moins et on les rend aussi moins copieuses.

Quant à l'espèce et à la cause de l'inflammation lente du poumon, en général quant elle est phlegmoneuse, quant elle a son siège dans le tissu pulmonaire lui-même, elle comporte des saignées plus nombreuses et plus fortes que lorsqu'elle est érithématique, exanthématique et que son siège est dans la plevre, à moins que le pouls ne soit très-dur, très-fort, ce qui a très-rarement lieu dans les phlegmasies chroniques.

Quelque soit le nombre des saignées, il les faut toujours pratiquer le plutôt possible, et à des époques assez rapprochées, mais moins cependant que dans les affections aiguës. Il faut tirer le sang, non par de si grandes ouvertures qu'en peu de tems on fasse couler une grande quantité de sang, comme est d'usage nécessaire dans une inflammation aiguë ; il faut au contraire préférer que l'ouverture soit petite, et que chaque fois on obtienne une quantité modique de sang, sauf à en soustraire, en plusieurs fois, ce qu'aurait produit en une. En en usant avec cette modération, on n'a pas à craindre que la maladie marche rapidement, puisque sans l'emploi de ce moyen, sa marche reste toujours lente. Sans cette précaution d'user avec ménagement de la saignée , il est bien vrai que l'on fait cesser l'engorgement du poumon d'où devrait suivre la résolution de la phlegmasie , le malade néanmoins n'en périt que plus promptement par une raison toute opposée à celle qui entretenait la phlegmasie , c'est-à-dire que d'abord l'irritation non seulement y attirait les humeurs , mais encore y augmentait l'action vitale des vaisseaux de la partie qui en était le siège ; de sorte que sa sensibilité et son irritabilité fortement exaltée , cette partie était devenue un centre d'action , qui avec le tems aurait agi en détruisant les élémens organiques du poumon , aurait occasionné la mort ; mais elle n'a pas moins lieu , et même bien plus promptement par l'excès de la saignée , parce que le poumon perdant tout son ressort , l'atonie, le colapsus s'emparent des vaisseaux sanguins capillaires de cet organe qui recevant perpétuellement un fluide que le défaut de ton les empêche de repousser , la circulation alors se fait mal ; de là l'engouement , l'engorgement très-prompt de ces vaisseaux , et par là même de l'organe respirateur lui-même ; de là enfin , la mort très-précipitée de l'individu.

Ceux qui admettent dans les humeurs et les solides , mais dans les premiers sur-tout, une disposition , une hydiosincrasie qu'ils nomment

diathèse

diathèse inflammatoire , prétendent que la saignée agit en détournant cette diathèse ; aussi
multiplient-ils excessivement les saignées , et
voient-ils par-tout des diathèses inflammatoires;
mais ils seraient très-embarassés d'assigner en
quoi consiste cette diathèse. Leur embaras aug-
menterait encore sur-tout , lorsqu'on leur de-
manderait qu'ils considérassent qu'il est des personnes qui ont des phlegmasies très-intenses dont
cependant elles guérissent par les seules forces de
la nature, et conséquemment sans l'usage de la
saignée.

D'autres ont dit : la saignée agit en dépouillant
le sang de la partie fibreuse , rouge , qui en se
réunissant forme le coagulum , en diminuant la
quantité proportionelle de cette partie ; comme
elle se répare la plus difficilement , le sang en
coule plus facilement dans les vaisseaux , et on
diminue la force et l'étendue de l'engorgement.

Pour que la saignée put produire cet effet , il
faudrait en porter le nombre à un degré excessif
auquel on ne peut atteindre sans danger imminent pour le malade ; d'ailleurs on voit des inflammations guérir spontanément sans avoir opéré
cette spoliation de la masse du sang.

Il parait que la saignée agit en diminuant les
forces vitales et en rendant les solides moins susceptibles de recevoir l'impression de la cause irri-

tante qui produit la phlogose. Elle les rend moins capables de sentir l'aiguillon, l'irritation qui augmente l'action de la vie, qui attire les humeurs par une espèce d'attraction vers la partie irritée : attraction qui n'est autre chose que la sensibilité propre des vaisseaux, qui étant alors exaltée, les met en rapport avec un fluide que dans l'état naturel ils repoussaient, et que dans cet état d'irritation ils admettent. Cette manière d'agir de la saignée, se montre fort bien dans un érésipele, affection que l'on sait n'intéresser que le système dermoïde ; si donc en pratiquant la saignée dans ce cas, le malade tombe en syncope pendant qu'on le saigne, au même instant, la partie malade ne ressent plus l'impression de la cause irritante ; l'inflammation disparait, et la partie, qui en était le siège, devient blanche. A mesure que la syncope se dissipe, les forces se réveillent, les solides deviennent susceptibles de recevoir l'impression de l'aiguillon, qui les irrite, et l'on voit l'inflammation revenir à son premier degré d'intensité.

Mais quelque soit le mode d'action de la saignée, il faut s'en tenir à ce que l'expérience et l'observation ont appris sur ses effets et ses avantages.

Article II.

Traitement mixte.

La saignée est bien le principal moyen interne qu'on doive en général opposer à cette affection du poumon ; mais le médecin qui , dans tous les cas, s'y bornerait , exposerait bien aussi certainement la vie du malade comme s'il l'omettait : la phlogose étant exquise.

Si donc , ou parce que telle est la constitution régnante, ou si sporadiquement dès l'invasion de la phlegmasie latente , ou lorsqu'elle a déja fait des progrès , le teint du malade est jaune , si la langue est couverte d'un enduit limoneux , muqueux , si , avec ces signes , il y a eu , ou s'il y a encore envie de vomir ; qu'un sentiment anxieux ait lieu à l'épigastre, et que cet appareil de simptômes peut être regardé ou comme cause immédiate ou seulement advintice de la maladie du poumon, il faut dans le premier cas , avant tout, exciter , au moyen d'un émétique , l'évacuation par le haut ; et si les symptômes inflammatoires n'ont point diminué d'intensité , il faudra alors faire une saignée , et ne la répéter qu'après la plus mûre réflexion ; puis combiner le reste du traitement de manière à attaquer tout à la fois et l'affection inflammatoire et celle bilieuse. Dans le second cas , c'est-à-dire dans l'affection advintice ou secondaire, il faudra commencer le traitement par la saignée, ensuite employer le traitement mixte ayant eu soin de faire vomir le malade deux heures après la saignée. Au reste une règle générale et de rigueur, c'est que dans cette maladie comme dans toute autre, il faut toujours attaquer le symptôme qui menace le plus.

Malheur donc au malade qui tombe dans les mains d'un médecin qui ne connait qu'une seule manière de traiter les maladies ! Je le compare ce médecin, à ce tailleur de la fable, chargé de faire un habit pour la lune, et qui eut la bonhomie de couper l'étoffe sur la grandeur d'une de ses phases, sans prévoir qu'après la révolution de celle-ci, l'habit serait trop petit pour les deux phases suivantes.

Les observations suivantes confirmeront la vérité de ces principes.

PREMIÈRE OBSERVATION.

Le 21 messidor de l'an 8, je vis Melle. Marie-Adrienne GOUGEON, rue et Couvent du Cherche-Midi, f. s.-germain, alors âgée de 20 ans, née à Paris, d'un père qui s'était toujours bien porté, et mort, en messidor de l'an 10, d'un hépatitis chronique ; il était âgé de 66 ans ; et d'une mère morte à 36 ans, de phthisie pulmonaire.

Marie-Adrienne est de taille moyenne ; elle a

les cheveux blonds , la peau extrêmement fine
et d'une grande blancheur , ses joues et ses lèvres sont habituellement très-colorées ; et quoique d'un caractère fort gai , des chagrins profonds que sa sensibilité naturelle lui avait occa-
sionnés , la rendait par fois d'une morosité in-
quiétante pour ceux qui vivaient avec elle.

Cette Demoiselle n'avait jamais eu d'autre incommodité qu'une petite toux sèche qui datait
de si loin qu'elle croyait l'avoir toujours éprouvée. Jusqu'à l'âge de 14 ans , où se fit l'irruption
des menstrues , elle avait fréquemment perdu du
sang par le nez ; mais ce flux avait totalement
cessé et les menstrues suivaient bien leurs périodes.

Le 12 pluviose de l'an 9 , l'atmosphère étant
chaude et chargée de brouillards , Adrienne se
hâta de se rendre à une Église dont le sol était
bas et humide, y entra toute en moiteur et y en-
tendit la messe , durant laquelle elle éprouva
un sentiment de froid. De retour chez elle , sa
voix se trouva enrouée ; survint une petite toux,
sèche , qui s'accompagna d'un mal-aise général.
La nuit suivante le someil fut agité.

Le lendemain second jour de l'invasion , outre
les symptômes de la veille , elle eut de fréquens
frissons erratiques. Un Chirurgien fut appelé , il
condamna d'abord la malade à garder le lit durant six jours , sous le poids d'un grand nombre

de couvertures ; et pour aider davantage encore
la nature à redoubler d'efforts pour rappeler la
transpiration , il fit en même tems administrer,
tout ce tems , un vin généreux , bien sucré , et
bien chaud , puis aromatisé avec de la canelle.
La malade , quoique sobre par principe , voulut
enchérir sur cette ordonnance, et se fit servir des
vins de liqueur , dont elle usa avec aussi peu de
modération que sa crainte était grande de devenir poitrinaire si elle ne suait pas comme
il lui avait été conseillé. Ces moyens furent efficaces pour exciter la transpiration;car elle mouilla
dix chemises chaque 24 heures pendant les six
jours. Mais la malade ne se trouvait point soulagée. Alors il lui conseilla l'usage d'infusion de
violettes en boisson , et un look huileux , et l'as-
sura que c'était le seul remède à opposer à son
affection. Ce qu'elle exécuta ponctuellement jusqu'au 21 du mois de messidor , le cinquième de
l'invasion de la maladie , époque où je la vis
pour la première fois.

Elle était d'une grande maigreur , sa face était
trés-pâle , et les pommettes étaient vergetées.
L'expression de sa figure décelait que son cœur
était en proie aux tourmens de quelqu'affligeante
passion ; et le tems me confirma ce qu'alors je
ne pouvais que soupçonner.

Elle se plaignait et de céphalalgie et d'étourdissemens continuels ; sa bouche était pâteuse, mais sans saveur désagréable ; sa langue était un peu limoneuse et très-rouge dans son pourtour. La soif était inextinguible, et l'appétit nul. La toux était fréquente, petite, sèche pour l'ordinaire et par fois cependant avec expectoration d'un peu de sang. La respiration était constamment gênée. Elle éprouvait depuis le 4e. jour de l'invasion de la maladie, un sentiment oppressif sous tout le sternum, accompagné d'une douleur aiguë, constante et profonde qui lui devenait plus incommode lors de l'aspiration. Le thorax percuté, résonait parfaitement bien partout, sinon sur le siège de la douleur. Elle éprouvait aussi de fréquentes palpitations. Elle se plaignait encore d'un sentiment douloureux à l'épigastre, qui augmentait, lors, sur-tout, qu'elle était désagréablement affectée. La constipation était opiniâtre, les urines étaient et rares et couleur de feu. Le flux menstruel quoique peu abondant ne manquait point ses périodes. La peau était sèche et brûlante ; mais cette chaleur n'avait pas le mordicant qu'elle présente dans la consomption. Les anxiétés troublaient le someil. La sueur de la tête, du col et de la partie antérieure du thorax, qui, vers l'aurore, se manifestait assez abondament, exhalait une odeur désagréable à la malade elle-même. Le pouls était petit , concentré , mais régulier , et les contractions des artères assez rapprochées ; la malade n'éprouvait aucune exacerbation de ces symptômes , dans aucun tems de la journée , et quoique multipliés , assez graves et datant déja de cinq mois , elle ne s'en alitait pas pour cela.

Pour satisfaire aux indications que présentaient tous ces symptômes , je prescrivis l'usage des boissons chicoracées et oximélées. Et en même tems celui du petit lait édulcoré seulement avec le sucre.

Et pour le lendemain matin je conseillai une saignée du bras , mais avec cette réserve de n'extraire que tout au plus trois onces de sang. Ce ne fut qu'avec peine que j'obtins du Chirurgien qu'il voulut bien la pratiquer , parce qu'assurait-il , et la toux et la faiblesse de la malade la contre-indiquaient.

Vers le soir du jour suivant , je trouvai la malade au lit , ayant la face bien plus pâle qu'elle ne l'avait la veille , mais très-satisfaite qu'on lui eut tiré du sang , lequel offrait une couenne mince , assez tenace , recouvrant *l'insula rubra*. Le *serum* avait une teinte jaunâtre. Le pouls présentait bien moins les caractères d'érétisme. Le point douloureux subsistait encore , mais la respiration s'exerçait avec moins de gêne. Je fis continuer les mêmes boissons, et je prescrivis , de plus , des demi-lavemens émolliens.

Quatre jours se passerent sans que je revisse la malade ; je la trouvai alors sensiblement soulagée ; il s'était fait une détente générale , le ventre s'était ouvert , les urines plus abondantes étaient citrines , le repos de la nuit commençait à avoir lieu , mais subsistaient encore le point douloureux et la respiration difficile , et avec cela s'étaient manifestés tous les symptômes d'embaras gastriques.

Je n'hésitai point alors à conseiller pour le lendemain , un émétique qui évacua une grande quantité de bile et de mucosités. Mais les symptômes qui affectaient le poumon , ne céderent pas pour cela. Cependant je crus prudent de temporiser et je m'en tins à faire continuer l'usage des mêmes boissons.

Dix jours encore se passerent sans que ces moyens eussent procuré la résolution de la phlogose : alors je fis pratiquer une seconde saignée du bras , par laquelle on tira huit onces de sang. Deux heures après cette opération , il ne restait pas même de soupçon que le poumon eut été affecté ; ainsi donc la toux , la douleur avaient disparues , et le poumon exerçait très-librement ses fonctions.

La malade avait perdu de ses forces soit par la durée de la maladie , soit par le régime auquel elle avait été jusque-là assujétie ; persuadé qu'alors rien ne contre-indiquait l'usage du lait, je le lui conseillai, mais coupé avec quatre onces de suc de cresson par livre de cet aliment médicamenteux ; je l'engageai à prendre un exercice modéré et à se distraire ; elle fut docile à cet avis et s'en trouva si bien, qu'environ le 40e. jour de l'époque où je fus appelé pour lui donner des soins, Melle. Adrienne GOUGEON avait recouvré une santé parfaite, après environ 7 mois et demi d'une vie languissante.

Il y avait douze jours que j'avais cessé de voir cette malade, lorsqu'on me rappela. Elle s'était, à je ne sais quelle occupation, violemment heurtée la partie du sternum où résidait antérieurement l'affection dont elle venait de guérir. Le choc fut si violent, qu'elle perdit tout-à-coup l'usage de tous ses sens, et ce ne fut qu'après des tentatives faites durant plus de demi-heure qu'on vint à bout de lui en rendre l'usage. Avec cette perte de connaissance, s'était simultanément manifesté un *ictere jaune citron,* qui occupait toute l'habitude extérieure. Quoiqu'appelé promptement, je ne pus me rendre auprès de la malade que plus de trois heures après cet accident. Je la trouvai ressentant une vive douleur dans toute la partie antérieure du thorax, mais sans contusion apparente. La couleur *citrine* était restée la même. La langue était muqueuse et jaune, la respiration était très-gênée, et il y avait de fréquentes envies de vomir. Je crus devoir m'en tenir, d'abord, à l'administration des calmans. La nuit suivante fut mauvaise. Le lendemain la douleur était plus grande que la veille, et les autres symptômes subsistaient encore. J'ordonnai l'application de huit sang-sues sur le siège de la douleur ; on en obtint beaucoup de sang : par ce moyen et celui des délayans combinés avec les calmans, je triomphai en dix jours des suites de ce redoutable incident.

Melle. Gougeon a, depuis ce tems, toujours joui d'une parfaite santé. Elle est mariée depuis le mois de messidor an 10, et actuellement enceinte.

2e Observation.

Pierre Alliot, Serrurier, rue du Bout-duMonde, âgé de 31 ans, né à Paris, de parens, sains. Alliot fut dans sa jeunesse très-sujet aux hémorragies nazales. Quoique fortement constitué, il avait depuis longtems une petite toux sèche et fréquente.

Jusqu'au 13 pluviose de l'an 10, Alliot n'avait encore fait aucune maladie bien caractérisée. Ce jour là, il se chargea, sans aide, sur l'épaule gauche, un sac contenant environ le poids de 40 livres de féraille, qu'il porta de la rue du

Mail chez lui. La nuit suivante, son someil fut interrompu par un sentiment de gêne, dans le bras, telle, qu'il ne le pouvait mouvoir qu'avec peine. En même tems un point douloureux, fixe et profond, se fit sentir vers le milieu de la partie supérieure du sternum, douleur qui s'étendait jusqu'à l'épaule gauche et qui augmentait dans l'inspiration.

Le lendemain, de l'avis d'un chirurgien, des fomentations émollientes furent appliquées sur l'épaule, puis elles furent rendues résolutives, et au bout de dix jours de leur usage, les mouvemens dn bras furent plus faciles, mais la poitrine restait dans son même état d'affection. L'appétit qui avait déja bien diminué cessa tout-à-fait. Outre cela, ALLIOT eut du frisson, de la douleur de tête, de la soif, un mauvais goût dans la bouche, et une toux quinteuse et simulant la stomacale. Le Chirurgien prescrivit alors une infusion des quatre-fleurs dont l'usage fut continué pendant 45 jours. Et le 12 germinal suivant, 57e. jour de l'invasion de la maladie, ALLIOT vint me demander mon avis. Et voici ce que j'observai dans ce malade.

Il avait la face très-pâle et décharnée ; il se plaignait de continuelles douleurs de tête. Sa langue était sâle, enduite d'une mucosité fort épaisse, la bouche mauvaise ; la soif était, au

dire du malade, inextinguible. Il avait des envies
de vomir. La toux était très-fatigante par sa fréquence. Il expectorait en très-peu de tems d'excessivement grandes quantités de matières mu-
coso-pituiteuses , épaisses et tenaces. Sa respiration était courte , et par conséquent très-gênée.
L'oppression de la poitrine était telle, qu'ALLIOT
était menacé de suffocation , et dans la progres-
sion et dans les mouvemens même modérés. Il
ressentait une douleur profonde et fixe sous le
sternum. Hors la région sternale , tout le thorax résonait bien sous la percussion. Tout l'abdomen était rénitant , mais sans douleur. La constipation était telle , que le malade assurait n'a-
voir pas été plus de dix fois à la selle depuis 55
jours. Les urines, rares et rouges , excitaient un
sentiment d'ardeur à leur passage. L'anxiété et
la toux s'opposaient tout-à-fait au sommeil de la
nuit. Le jour et la nuit il avait une sueur si abondante , si gluante et si fétide , que je l'engageai ,
dès lors , à ne point habiter durant la nuit avec
son épouse. Il avait le pouls , en quelque sorte,
misérable. Et ce qui ne contribuait pas peu à
aggraver l'état fâcheux de ce malade , c'est que
son Chirurgien lui avait dit qu'il ne connaissait
point de moyen de le tirer de cette malheureuse
position, parce qu'il était décidément poitrinaire.

    D'après toutes ces recherches , je commençai

par faire la médecine de l'esprit et je tranquil-
lisai le mieux qu'il me fut possible cet infortuné
malade. Si la pratique de celle-ci est difficile,
je ne me trouvai pas peu embarassé pour ren-
contrer tous les moyens convenables de soulager
une affection du poumon qui présentait tant d'indications à remplir sur le champ.

J'eus recours à la polipharmacie. Je fis donc
marcher de front l'usage d'une décotion de poumon de veau au petit lait, une boisson des chicoracées, l'hydromel composé nitré avec addi-
tion d'oximel scillitique, des bols faits avec la
scille, la poudre du brésil, celle d'écorce du
pérou et l'opium. 15 jours de ce traitement, firent disparaître tous les symptômes, hors l'oppression, la gêne de la respiration et le point
douloureux, et un peu de toux.

Je le mis alors à l'usage seul de l'hydromel
composé et aux bols. Deux jours après il se plaignit du mauvais effet de ces moyens. Pour lors
je ne lui donnai plus que le petit lait édulcoré
avec le syrop violat ; la décoction de poumon de
veau avec les navets et les oignons blancs : ces
boissons lui plurent, mais la poitrine allait toujours mal, et malgré sa maigreur qui jusque-là
m'avait semblé contre-indiquer la saignée, je lui
fis cependant appliquer douze sang-sues sur le
point douloureux. Le lendemain le malade m'ap-

prit qu'il avait perdu une grande quantité de sang par cette saignée , et qu'il ne s'était pas réveillé de la nuit , et se sentait absolument guéri. Effectivement le poumon jouissait de son entière liberté dans ses fonctions et il n'y avait plus même de toux. Il me demanda à être purgé , ce que je différai voulant qu'il prît quelques boissons chicoracées auparavant , et je le purgeai le 4 du mois de prairial. Son appétit revint bientôt , et le 17 du même mois de prairial , le 64e. jour de mon traitement et le 104e. de l'invasion de la maladie , ALLIOT commençant à prendre de l'embonpoint , et n'ayant plus besoin des secours de l'art , je l'abandonnai. Et de cette époque , à aujourd'hui samedi 25 nivose de l'an 11, jour où je rédige cette observation, Pierre ALLIOT jouit d'une santé plus parfaite que jamais.

3e. OBSERVATION.

Melle. ALEXANDRINE. . . . . . sans profession, âgée de 19 ans , née à Paris , d'un père qui toussait assez fréquemment , mort âgé de 52 ans , le 28 ventôse de l'an 7 , le 14e. jour d'une péripneumonie dont je ne pus arrêter le progrès ; et d'une mère actuellement âgée de 63 ans , trèsirritable , mais bien portante d'ailleurs.

ALEXANDRINE était née avec toutes les prédispositions à l'inflammation lente du poumon; cependant à l'époque de la menstruation qui eut lieu pour elle à 13 ans, elle n'avait encore éprouvé que quelques coliques erratiques, Mais dès longtems avant ce signe de puberté, *semet-ipsâ frequentissimè abutebatur*, ce qui altéra un peu les traits de son intéressante figure ; elle ne parut pas en éprouver d'autre incommodité, et ne fit point de maladies.

Mais le 29 frimaire de l'an 8, elle fut prise d'un coriza., d'un peu de toux et de quelques frissons. Ces symptômes ne s'accrurent point, et le 4e. jour de leur invasion je fus appelé pour lui donner des soins.

Voici l'état où je trouvai la malade.

Sa face était pâle, quoique les pommettes et les lèvres fussent encore rouges, comme cela avait lieu lorsqu'elle se portait bien. Elle se plaignait de douleur à la tête. Sa langue était belle, humide ; la bouche n'avait point de mauvais goût, mais l'appétit avait bien diminué. Il y avait peu de toux et par fois de l'expectoration, mais muqueuse. Elle se plaignait d'un léger point douloureux vers la 5e. côte vertebro-sternale du côté gauche, ce qui n'empêchait point le libre exercice de la respiration. Il n'y avait aucune apparence de symptômes gastriques. La constipation était opiniâtre, la chaleur de la peau était naturelle, le pouls était à peine fébrile,

fébrile , le someil des nuits précédentes , avait été un peu troublé par quelques agitations an-xieuses.

Je me bornai à conseiller l'usage des boissons adoucissantes et des fumigations de vapeurs aqueuses d'une décoction de plantes dites émol-lientes.

Je ne revis la malade que cinq jours après ; les symptômes ci-dessus décrits étaient les mêmes, mais tout l'appareil d'une affection gastrique se présentait d'une manière bien tranchée.

Je proposai d'évacuer par le haut , au moyen d'un émétique , et pour boisson les chicoracées.

Ce fut en vain que j'insistai sur la nécessité de cette évacuation ; je fis sentir le danger pour le poumon si on ne recourait à ce moyen , et quoi que je fisse , on s'y refusa et on voulut que j'or-donnasse une médecine. Je n'y consentis point et je me retirai. On me substitua sur le champ un Chirurgien qui fit tout ce que voulurent et la malade et sa mère. Il formula une médecine qui fut administrée le lendemain et qui super-purgeat.

J'avais depuis plus de trois mois perdu de vue cette malade , lorsqu'on vint me demander une seconde fois mon conseil. Je m'y rendis , et je la trouvai dans le marasme le plus complet. Sa face était d'un jaune pâle , les pommettes , sur-

L

tout la gauche , étaient très-rouges , la langue était très-muqueuse , mais son pourtour très-rouge ; la toux était fréquente , forte et par fois quinteuse ; l'expectoration était si abondante , que chaque jour la malade en remplissait plusieurs bassins. La matière était d'une ténacité telle qu'elle formait un tout comme indivisible qui cependant contenait beaucoup de sang. Il y avait de fréquentes palpitations du cœur. La douleur de poitrine était profonde , fixe , et avait son siège dans toute la partie antérieure et latérale gauche du thorax. Les étouffemens étaient continuels. Le thorax percuté, ne résonait absolument point dans toute la cavité gauche dont le poumon n'exerçait aucune de ses fonctions. La poitrine était constament couverte de sueur. On ne pouvait comprimer l'épigastre , même légérement , sans faire éprouver à la malade , le sentiment de vives douleurs. Le ventre était opiniâtrément resserré,et les urines cependant étaient abondantes et de couleur citrine. Un flux blanc, vaginal , n'avait cessé d'avoir lieu depuis l'invasion de la maladie. La peau était rude , sèche et d'une chaleur si mordicante , que j'éprouvai un sentiment très-pénible, à la main, lorsque je l'eus touchée. Le pouls était petit , concentré et très-accéléré. Depuis 15 jours il s'était manifesté une fievre du type intermitent tierce , dont les accès revenaient à heure fixe , le soir , avec les trois stades bien complets : celui du chaud était tel , qu'il excitait un délire si furieux , que la malade cherchait les moyens de se tuer.

Depuis la médecine dont j'ai parlé plus haut, le traitement avait consisté en boissons d'infusions de fleurs de violettes, en look huileux, dans l'application de six sang-sues à la vulve , et un vésicatoire au bras que la malade n'avait voulu entretenir que 15 jours.

A l'aspect de tant de symptômes fâcheux réunis , je pronostiquai la perte inévitable de la malade.

Persuadé de la certitude de mon pronostic , je crus pouvoir, en sûreté de conscience , faire l'essai du spécifique de la fievre intermitente. Il me semblait important de savoir quels en seraient les résultats en pareille circonstance.

Ainsi donc je formulai comme il suit :

Rec. extr. gom. theb. gr. jv. extr. cort. peruv. drag. 3. extr. tarax. drag. 2. muriat. ammonia. gr. 24. tartr. antim. pot. gr. x. syr. absinth. drag. 2. syr. rham. cathart. semi-onc.

Mix. divid. in duodecim partib. unam capiat partem de tertiâ ad tertiam horam.

Je conseillai ensuite une boisson et béchique et incisive.

Puis un demi-remède , matin et soir , à l'eau de semence de lin.   L 2

Douze jours de ce traitement améliorerent tellement l'état de cette jeune infortunée que la
fievre avait absolument cédé , et que depuis plus
d'un mois qu'elle n'avait quitté le lit , elle se le-
va alors , et s'occupa à broder , pour se distraire.
Je l'encourageai donc à continuer ces moyens
encore quelques jours , et le 15e. de son usage,
quelques minutes après avoir dégluti la dose d'o-
piat , elle eut un vomissement par lequel elle
rendit un torrent de bile poracé , puis des selles
abondantes et copieuses de matières de même
couleur. Elle s'en sentit sensiblement soulagée.
Mais comme sans doute elle avait voué une haine
implacable au vomissement , elle ne voulut plus
absolument de quoique ce fut , sinon de l'eau
rougie. Au bout de 8 jours elle retomba dans le
même état où je l'avais prise. Le 10e. jour , une
toux quinteuse très-violente lui fit expectorer un
plein grand vase de pus mêlé de sang et d'une
grande quantité d'espèces d'enveloppes membra-
neuses. Ce qui encore une fois lui fit éprouver
un grand soulagement. Je la priai pour lors avec
les plus grandes instances de prendre des boissons adoucissantes. Il fut impossible de vaincre
son opiniâtreté. Elle voulut du vin , on lui en
donna : et je ne la revis plus.

Sa mère , pour ne la point voir périr chez elle,
la plaça dans une maison de santé où elle mou-

rut au bout d'un mois , ayant conservé ses facultés intellectuelles jusqu'au dernier soupir.

Je n'ai point eu occasion de faire des recherches sur ce cadavre.

ARTICLE III.

Des Boissons.

Tout le monde sait que les boissons qui ont la vertu , la propriété d'arrêter le progrès de l'érétisme et de le faire cesser tout-à-fait , sont celles seules qui conviennent dans les cas de phlegmasies en général. Ainsi donc toutes celles connues sous la dénomination d'adoucissantes , rafraichissantes , émollientes. doivent être mises en usage.

On fera cependant attention comme je l'ai déja fait observer dans l'article précédent , s'il y a ou non complication de maladie , alors on donnera des boissons analogues et à celles convenables à l'inflammation et aussi à celles qui compliqueraient cette maladie.

ARTICLE IV.

Des Bains.

Quoique je n'en aie point encore prescrit l'usage dans le cas de phlegmasie lente du poumon, je tiens cependant pour certain qu'ils sont trèsbien indiqués dans cette circonstance.

Car l'effet du bain (tiède) n'est-il pas de cal-
mer, de rafraichir, de relâcher, de délayer,
d'être apéritif, diurétique et diaphorétique ? eh-
bien, ne faut-il pas tous ces moyens là pour obtenir la résolution des phlegmasies en général ?
et pourquoi non, dans celle qui nous occupe?

Le bain à 25 degrés s'éloigne peu de la température du sang qui est pour l'ordinaire de 31 à
32 degrés et qui ne va pas au de-là de 37, soit
dans le mouvement, soit dans la maladie. La
pesanteur de l'eau fait qu'elle pénétre d'abord le
système dermoïde ; elle passe ensuite au tissu muqueux ou réticulaire qui est mou, où viennent aboutir tous les vaisseaux capillaires sanguins, inhalans
et nerveux qui se portent à la périphérie du corps ;
la pesanteur de ce fluide produit donc d'abord
un effet sensible sur tous les systêmes organiques
du derme, et dans le premier moment, le sang
trouvant plus de résistance du côté des vaisseaux
extérieurs, que des intérieurs, se porte à la tête
et à la poitrine ; ce qui occasionne au malade des
douleurs de tête et un resserrement de poitrine,
qui se dissipent assez promptement. Le sang repoussé vers le cœur par cette pression, l'irrite ;
la circulation est accélérée, mais cet effet cesse
bientôt d'être sensible, parce que l'eau, par la
chaleur douce a affecté agréablement le systême
nerveux, pénétré et amolli les solides, relâché

les vaisseaux, augmenté leur calibre, détrempé, délayé, raréfié les fluides ; ce qui fait qu'aucun des vaisseaux ne résistant à la dilatation, la circulation devient paisible et facile, les sécrétions se font avec la plus grande aisance, la transpiration s'établit, sans empêcher l'inhalation, qui est d'autant plus considérable, que l'eau est plus fluide, et qu'elle fournit aux humeurs âcres une espèce de véhicule, qui lui-même favorise et augmente la détente.

Le bain tiède rafraichit donc en modérant le jeu des agens qui occasionnaient et fomentaient la chaleur. De là le ramollissement modéré des solides, l'espèce d'édulcoration des fluides, la détente du systême nerveux ; en un mot le rétablissement de l'équilibre dans l'exercice des fonctions respectives des divers systêmes organiques de notre économie, jusqu'à un certain point néanmoins ; car si ce moyen était spécifique, les autres auraient au moins l'inconvénient de la superfluité : mais au moins est-il un puissant auxiliaire.

ARTICLE V.

De l'Air.

Si l'air dans lequel respire le malade, est trop chaud, il en résulte la raréfaction des humeurs et ajoute à celle générale et particulière déjà

existante ; mais outre cette raréfaction , il augmente encore l'action des solides. S'il est trop
froid , il diminue l'exhalation qui se fait par l'organe pulmonaire et celle qui a lieu par toute l'habitude du corps. L'air dans lequel habitera le
malade , devra donc avoir une température
modérée.

Article VI.

De l'Exercice.

Dans les affections lentes par atonies , le mouvement, l'exercice qui, en général, fortifient
sans trop irriter , en même tems qu'ils distraient
l'esprit , sont, sans contredit, un moyen d'hy-
giène le mieux indiqué. Mais dans les phlogoses
lentes du poumon', les mouvemens d'oscillation,
quoique légers, qu'ils produisent , l'âcreté et la
ténuité des humeurs qui existent déja à un degré
plus ou moins remarquable, étant augmentées ,
par l'atténuation qui est un effet de la fatigue
imperceptible de l'exercice , il est probable que
les symptômes doivent s'aggraver de plus en plus,
et la maladie faire des progrès plus rapides.

Est-ce que de l'exercice ne naît pas nécessairement l'accélération de la circulation, qui n'aurait pas lieu si le sang ne se portait vers le cœur,
n'excitait des fortes contractions de cet organe ,

ce qui augmente la vitesse de la circulation déja occasionnée par la maladie ?

N'est-ce pas de la vie propre des solides et des fluides , et de leur action réciproque les uns sur les autres , que dépend la circulation du sang et de toutes les humeurs ? c'est cette circulation qui constitue ce que nous appelons proprement là *vie*. La fibre animale , douée de cette élasticité vivante qui la distingue de tous les autres corps, réagit avec d'autant plus de force sur l'impulsion des fluides , que cette impulsion acquère plus d'énergie : or , les fluides opposent aux solides plus de résistance toutes les fois que leur mouvement est augmenté par une cause quelconque indépendante de l'action des vaisseaux. Le mouvement accélére donc nécessairement la circulation du sang , puisqu'en agitant les fluides , il excite en proportion la réaction des solides; d'où il résulte une intensité plus forte dans le mouvement vital , effet incontestablement résultant du mouvement , effet qu'on ne saurait trop se garder de procurer dans un sujet dont le poumon est constament dans l'état de phlogose laquelle doit nécessairement augmenter par un exercice quelconque, puisque le propre du mouvement est d'augmenter la circulation, et que de cet accroissement, naît, comme suite nécessaire , une augmentation de chaleur naturelle.

ARTICLE VII.

Des Alimens, de la Veille et du Someil.

Quant aux alimens, on n'en doit pas entiérement priver le malade. Cependant il y a une infinité de nuances que la sagacité seule du médecin peut saisir pour en mesurer la quantité. Mais pour ce qui est de leur nature, on évitera ceux de difficile digestion, ceux excitans et échauffans. On permettra seulement les doux et faciles à digérer, tels que les potages, les légumes, les poissons, etc. etc.

Lorsque dans la phlegmasie latente du poumon, l'insomnie a lieu, lors même qu'elle n'est pas portée trop loin, il faut d'abord commencer par mettre, le malade, coucher de préférence à tout autre lit, sur des matelats de crin, et ne le couvrir que de légères couvertures. Il s'y rendra de bonne heure et le quittera le matin, le moins tard possible. Car il est prouvé que la chaleur du lit augmente l'intensité des fievres angioténiques, et que ces malades éprouvent du soulagement lorsqu'on les fait sortir du lit quand les circonstances le permettent. Et pourquoi cette précaution ne serait-elle pas aussi utile dans les phlegmasies lentes du poumon ?

A ces moyens, pour exciter le malade à goûter les douceurs du someil, on emploiera les

calmans , tels que les eaux distillées de pavot
rouge , de laitue ou le suc dépuré de cette dernière substance , etc. Mais on évitera d'autant
plus les narcotiques que leur action qui passe
pour être d'un genre d'irritation tel qu'il en résulte une atonie qui occasionne nécessairement
la gangrene de la partie phlogosée , ce qui a
sur-tout lieu dans les phlegmasies aiguës du
poumon , et d'une manière très-prompte.

Il est rare néanmoins que les phlogoses lentes
du poumon , se terminent par la gangrene ,
même d'après l'usage des narcotiques , mais leur
usage n'en serait pas moins perfide : car le
poumon étant un organe de nature presqu'entièrement vasculeuse , les vaisseaux qui le composent sont d'une ténuité extrême , et repliés
comme ils le sont , ils ont peu d'action à raison de la masse du liquide qui les remplit , de
manière que leur action systaltique ne serait
point alors assez forte pour chasser les liquides
qui les engorgent ; d'où résulterait un engorgement squirrheux qui pourrait dégénérer en ulcère. Les narcotiques ne conviennent donc point,
puisque leur effet est de détruire la vie de la
partie phlogosée , ou au moins de la diminuer
beaucoup et toujours plus qu'il ne faut : ils ne
pourraient convenir qu'autant qu'ils procure-
raient la délitescence ; mais il n'est presque pas

d'exemple de cette heureuse terminaison dans les affections aiguës de la poitrine et moins encore dans celles chroniques, car dans ce dernier cas, la nature est trop impuissante pour un si heureux résultat de ses efforts ; les moyens médicamenteux ne sont pas plus énergiques, parce qu'il est toujours trop tard quand on est averti de l'existence du mal, pour tenter ce moyen : cette disparition subite de la phlogose doit donc être considérée comme une chimère, une être de raison sur laquelle le médecin instruit ne peut ni ne doit compter.

Mais si après avoir procuré la résolution de la maladie par les antiphlogistiques, il restait une légère douleur que l'on soupçonnerait tenir au spasme de la partie, et sur-tout si le someil de la nuit revenait avec peine, on pourrait employer avec succès les préparations d'opium.

Article VIII.

Des Vésicatoires.

» Toutes les fois, dit Stoll, qu'une matière étrangère se porte sur quelque viscère et menace de danger, ou la matière qui se dépose s'arrête, parce que les forces vitales trop atténuées ne peuvent la pousser au de-là, les vésicatoires sont souvent un secours prompt ; ou si les forces vitales étant encore dans leur vigueur , la matière se précipite par violence et impétuosité , alors il faut se garder d'exciter les forces par les cantharides ou tout autre stimulant ; il vaut mieux céder un peu à l'ennemi et lui ouvrir le passage , de peur que resserré dans des sentiers trop étroits , il se ferme lui-même toute issue , alors je tire du sang , mais avec précaution , avec économie , et par intervalle. Enfin je tâche de rendre les passages libres par des boissons et des fomentations émollientes ».

» C'est sur-tout dans les métastases sur les poumons et le cerveau , où le danger est plus grand. C'est une chose très-délicate dans la pratique de la médecine , que de prendre un parti prompt à cause de l'excès du péril. Mais dans ce cas ci comme dans tout autre , on ne peut établir de règles évidentes que chacun comprenne facilement. Une appréciation juste et raisonnée de tout ce qui regarde le malade , appréciation acquise par une expérience assidue , variée et judicieuse , et beaucoup de méditation , indiquera plus sûrement la conduite à tenir dans ces circonstances périlleuses ».

Les préceptes que nous donne ici ce célébre Médecin , ont constament été pratiqués par les grands maîtres de l'art , et d'après leur expérience on a appris que le vésicatoire dans certains cas d'inflammation latente , profonde , est vraiment spécifique qnand la cause de la maladie est un principe irritant externe , v. g. une humeur rhumatismale , érysipélateuse , dartreuse, psorique , scarlatineuse , etc. , qui se serait portée sur l'organe pulmonaire et aurait occasionné l'affection , dans ce cas , en produisant une grande irritation sur lequel on l'applique , déplace le principe morbifique fixé sur l'organe enflammé , et rappele ce principe sur le point qui vient d'être irrité.

Mais dans le cas de phlegmasie lente de cause interne , le vésicatoire est incendiaire , parce que le mode d'action des cantharides tient à un principe aussi irritant que subtile , auquel tous les systêmes de notre économie sont perméables, et ne lui livrent passage qu'aux dépens d'un désordre qu'en éprouvent les nerfs ; désordre d'autant plus grand que le sujet estplus irritable, et infiniment plus grand encore dés qu'un organe, aussi susceptible d'irritation que l'est poumon , est affecté de phlogose ; de là l'action augmentée des vaisseaux sanguins , et par là même la circulation , et de cette augmentation de circulation , suit nécessairement le spasme de toute l'économie animale. D'où il faut conclure, qu'en général, le vésicatoire ne convient point dans la maladie que nous traitons.

Article IX.

Des Purgatifs.

Il est rare que les purgatifs conviennent dans les maladies inflammatoires : pourquoi donc seraient-ils nécessaires dans la phlogose lente de cet organe ? serait-ce parce qu'ils irritent ? cette raison là seule est plus que suffisante pour en interdire l'usage. Si, en outre, le médecin est attentif au mode de résolution de cette maladie, il ne perdra point de vue ce qu'on appele le *quo natura vergit*, afin d'aider la nature et de favoriser l'heureuse terminaison qu'elle prépare ; et comme, pour l'ordinaire, dans les affections du poumon, elle dirige rarement, par la voie des selles, la matière de la résolution, l'on peut assurer que la terminaison de l'inflemmation de cet organe, est peu fréquemment subordonnée à l'action des purgatifs ; parce que l'expérience a appris que les émonctoires les plus ordinaires de la matière morbifique résolue, sont les bronches, le système cutané et quelquefois les reins. Lors donc que le médecin voit, que, ou l'expectoration, ou la transpiration, ou enfin les urines sont les voies par où se dispose à sortir le principe morbifique, il doit favoriser ces excrétions par leurs spécifiques respectifs. Sans cette surveillance à ces précautions de la part du médecin , la crise reste imparfaite et alors la maladie devient quelquefois plus grave et plus dangéreuse. Que serait-ce encore , si dans pareille circonstance , il administrait un purgatif?

Comme une crise n'est qu'un changement subit et prompt , le plus souvent avec un grand trouble excité dans toute l'économie du malade, elle ne peut guère avoir lieu que dans les affections aiguës , dans lesquelles les mouvemens sont toujours violens. Aussi l'expérience fondée sur l'observation , m'a-t-elle convaincu que la phlegmasie lente du poumon , se terminait constament peu à peu, *lysis*. Il serait donc de la plus grande inconséquence d'exciter les évacuations alvines par les purgatifs , moyen turbulent, tandis que la nature se suffit souvent à elle-même pour peu qu'on l'aide par des moyens qui , pour être plus doux , n'en sont que plus efficaces. Et ces moyens nous les avons indiqués,

Il est cependant des circonstances où les purgatifs sont très-indiqués , et ce serait commettre une grande faute d'en négliger l'administration, Si, comme nous l'avons déja dit , la phlogose lente du poumon se compliquait d'une affection de la constitution régnante , ou d'une sporadique qui les nécessitassent pour leur heureuse terminaison , il ne faudrait pas, dans ce cas,

manquer

manquer de purger le malade dans le même tems qu'exigerait qu'on le purgeat si la maladie advintice était sans complication ; parce qu'en ne faisant pas ce qu'il faudrait pour la guérison de cette maladie, elle entraverait la marche à suivre pour le traitement de la première : ce serait fomenter une maladie , ajouter affection sur affection , dont le moindre des inconvéniens serait de retarder la résolution de la phlegmasie du poumon.

Nous pensons bien différemment sur l'usage des lavemens que sur celui des purgatifs. Les premiers sont on ne peut mieux indiqués, sous ce rapport sur-tout de leur vertu relâchante , lorsqu'on les prépare avec les mucilagineux. Leur action , à l'intérieur, est la même que celle du bain pris à l'extérieur ; c'est donc un vrai bain intérieur qui non seulement détend , relâche le tube intestinal , mais sert de dissolvant , de délayant aux matières fécales qui pour l'ordinaire très-durcies par le desséchement que la chaleur interne leur a occasionné , de là la constipation opiniâtre , de là l'érétisme du tube intestinal , de là peut-être encore cette chaleur mordicante de la région hypogastrique , qui accompagne toujours cette maladie.

M

CHAPITRE IX.

Conduite à tenir après la guérison.

LORSQU'UN malade a eu le bonheur de guérir, il faut éviter les rechutes.

J'ai déja fait observer ailleurs que chaque maladie avait sa convalescence, et chaque convalescence ses dangers particuliers.

Cette affection laisse donc après elle, dans l'organe pulmonaire, une disposition particulière, une faiblesse qui le rend susceptible de contracter de nouveau la maladie dont il a été guéri ; il faudra donc que le convalescent prenne des alimens en petite quantité à la fois et souvent ; qu'il fasse usage du lait, sut-tout s'il a été épuisé ou par la gravité ou la longueur de la maladie. Il évitera tous les alimens âcres, les liqueurs fortes, etc. etc. ; en un mot, il ne s'exposera point aux causes occasionelles, dont nous avons parlé ailleurs en détail, et sur lesquelles il serait aussi fastidieux qu'inutile d'insister de nouveau.

CHAPITRE X.

Traitement palliatif.

Sɪ, par un traitement méthodique et rationel, la pleuro-péripneumonie latente n'a pu se terminer par la résolution qui est le retour à la santé, ce n'est alors ni la faute de l'art ni de l'artiste. Dans ce cas, le poumon est devenu ou squirrheux, ou il s'est formé une vomique, ou un empyême ou enfin un ulcère ; le médecin est bien certain alors que l'affection a dégénéré en une autre, et que par conséquent elle a changé de nature. Mais doit-il pour cela abandonner son malade ? non sans doute ; mais comme les secours qu'il doit lui porter dans ce cas, me sortiraient de mon sujet, si je m'occupais de les indiquer, je renvoie aux savans écrits des Rᴇɪᴅ, des Moʀᴛoɴ, des Bᴀᴜᴍᴇs, etc. etc., qui en ont traité *ex professo*.

Si les limites du tems et les bornes d'un essai m'avaient permis de m'étendre davantage, il m'eut été facile de cumuler les observations, mais je n'eus fait en cela que démontrer plus en détail combien peu cette maladie est connue, combien grands sont les ravages qu'elle occasionne, et combien enfin est fausse l'idée de ceux qui la confondent avec la phthisie pulmonaire, en la prenant pour les divers degrés de cette désastreuse maladie. Mais ne multiplions pas les faits qui n'ajouteraient rien aux principes.

F I N.

DE L'IMPRIMERIE DU MUSÉE DES AVEUGLES,
Rue Sainte-Avoye, Hôtel de Mesmes, N°. 19.